あきらめない妊活

キャリアと不妊治療を両立させる

笛吹和代

みらい PUBLISHING

「あきらめない妊活」目次

第1章

妊活を取り巻く環境

第2章

私の妊活とキャリア 不妊治療退職を乗り越えたその先に

第3章

キャリアと不妊治療を両立させるために知っておきたいこと

第4章

こんな時どうしたらいい？　妊活・不妊治療のお悩み相談

はじめに

はじめまして。笛吹和代《うすいかずよ》と申します。

私は、現在、不妊カウンセラーとして、妊活や不妊に悩む方のご相談を伺ったり、妊活や不妊治療に関するコラム記事を執筆したり、セミナーなどでお話させていただいたりしています。

なぜ、私が不妊カウンセラーとして活動するようになったのか？　**それは私自身も、不妊治療経験者であり、不妊治療退職をした**ことがきっかけです。

２０１１年の7月、私は好きだったメーカーを不完全燃焼、中途半端な気持ちで退職し、不妊治療に専念することにしました。仕事をしながらの不妊治療に心も体も悲鳴をあげていたからです。当時はまだまだ不妊治療はコッソリと行うもので、治療の悩みや辛さ、仕事との両立についても誰にも相談することができずに、一人で悩み続けていたのです。

そのときはもうすでに限界で、仕事をとるか不妊治療をとるか、その二者択一しかありませんでした。周りに説明し納得してもらい、仕事も治療も両立させる……。そんな気力は当時の私にはありませんでした。不妊治療について当時は今より世間の理解が進んでいませんでした。

大好きな仕事、一生この分野を仕事にしていくのだろうと疑わなかった20代。まさか不妊治療と仕事の両立に悩んで、仕事を辞めるなんて考えてもみませんでした。私の未来設計図は、すべて仕事中心に成り立っていたのですから……。

ただ、心に大きな穴が空いてしまっていることに気がついたのは、長かった不妊治療を終え、無事息子を出産してしばらく経ってからでした。

今まで仕事一筋で生きてきた私……。

「正直この先、どうしたらいいのだろう？　社会に私の居場所はあるの？」と悶々とした日々を過ごしていました。
「まだ30代半ば、何か新しいことにチャレンジしたい」そんなふうに思ったときに、ふと思いだしたことがありました。それは自分自身が、不妊治療と仕事の両立に一人で悩んでいたときに思ったことでした。
「なぜ、もっと気軽に不妊のことやキャリアのこと、ライフプランのことを**相談できる場**がないのだろう？　妊活や不妊治療の知識がある人にキャリアプランやライフプランのことを相談できたら、どれだけ気持ちが楽になることか……」

この気持ちを思い出したとき、私は無謀にもこのようなサービスがないのであれば、自分で立ち上げたらいいのでは？　と起業を決めたのです。と、同時にいつかこの思いを本として出版したいという気持ちがありました。

その後、私は子どもを夫と自分の実家にお願いして、東京まで出て行けるようになったタイミングで不妊カウンセラーの認定資格を取得し、少しずつですが妊活や不妊治療について執筆する機会や、妊活や不妊相談のお仕事をいただける機会が増えてきました。

そんな時に出会ったのが、Twitterで声をあげる不妊当事者の方々でした。

10年前、私が不妊治療をしていた頃と比べると、不妊治療に関する認知は格段と広がりました。書籍類も増え、ネットでも様々な情報を目にするようになりました。しかし、上がったのは認知度だけ……。本当に不妊治療の大変さを理解し、この環境を変えなければという思いで闘っているのはやっぱり当事者だけだったのです。

2020年に入り、**不妊治療の保険適用**や治療と仕事の両立の問題、第三者による卵子提供や精子提供の話が一気に進み始めましたが、1年前までは出口の見えないトンネルの中をさまよっている……そんな感じだったのです。

どこにこの環境を改善できる突破口があるのだろうか？　と多くの当事者が悶々としていたそんな日々でした。

いろんなところでお伝えしているのですが、**不妊治療は「情報戦」**です。情報をいかに正しく、適切に入手していくかでその先が大きく変わってきてしまいます。

この先、不妊治療が標準化され、日本中のどこでも同じような治療が受けられるようになれば、この情報戦は終わりを告げることになるかもしれませんが……、それは、5年先、10年先のことなのかもしれません。

それまでは、私たちはこの「情報戦」の中で闘っていかなければならないのです。

この本は、不妊治療も仕事も諦めたくない女性が、様々な情報をうまく取捨選択していきながら、治療と仕事を両立していくポイントや遠回りしない妊活や不妊治療の進め方を書いています。これは特定の組織に属しない立場だからこそ見ることのできた世界なのかもしれません。

10年前、私は毎晩毎晩、ネットに張り付きながら必死になって妊活や不妊治療の情報を探していました。本屋さんに行けばまず一番に向かうのは、妊活や不妊関連の本が置いてあるコーナーでした。

この本ではそんな私が10年前に知りたかったことをまとめています。

もし、10年前に不妊治療について相談できる誰かに出会っていたら……、私は退職を選ばなくて済んだのかな？　と今でも思うときがあります。

この本が、そんな妊活や不妊治療の進め方や不妊治療と仕事の両立に悩む人をサポートできる1冊になればこれほど嬉しいことはありません。

この本は4つの章で構成されています。第1章は現在の不妊治療を取り巻く環境について、第2章は私自身が経験した不妊治療退職について、第3章はキャリアと不妊治療を両立させるためのポイントについて、そして第4章はよくある妊活や不妊治療にまつわるお悩みについて回答しています。すべてが章ごとに独立していますので、どの章から読んでいただいても大丈夫です。

まず、不妊治療と仕事の両立についてや、クリニックの選び方など妊活・不妊治療の情報を得たい方は、第3章を中心に読んでいただくのがお勧めです。

第3章はどうすれば、みなさんが少しでもあふれかえる情報に惑わされずに、妊活や不妊治療を効率よく進めていけるのか、不妊治療と仕事を両立できるのかを書いています。

この本を執筆するにあたって、500名を超える方がアンケートにご協力くださいました。この場をお借りしてお礼申し上げます。本当にありがとうございました。

本当はアンケート内容すべてを記載したいところですが、紙面の関係上、不妊治療と仕事の両立とクリニック選びを中心に、みなさんのお声を記載させていただいています。

ここには少し先を行く、不妊治療の環境と闘うみなさんが、何につまずき、どのように治療をやり繰りしてきたかが垣間見られると思います。

多くの不妊治療経験者の願いは、1日も早くこの不妊治療環境が改善され、自分たちと同じような思いをする人を一人でも減らしたいということです。

少し先を行く人々の声が、これから妊活や不妊治療を始める人や、今頑張っている人の道しるべとなれば幸いです。

また、今後**不妊治療と仕事が両立できる環境**をつくることは社会として急務となってきます。不妊治療を取り巻く問題は、決して当事者個人だけの問題ではありません。不妊治療当事者がどのような思いで治療と仕事のやりくりをしているのか？　何に悩んでいるのか？　どのようなサポートを望んでいるのか？　など、不妊治療と仕事が両立できる環境づくりの参考になる一冊として、不妊治療当事者以外の方のお手にも取っていただければ幸いです。

第1章

妊活を取り巻く環境

不妊治療は日進月歩

十年一昔……なんて言葉はもう古いのだなと思うときがあります。今は五年一昔、もしかしたら三年一昔でもよいのではないかと思うことも……。いや、もう何年と区切ることさえ昔の考えなのかもしれません。

気がついたら**新しい情報**がどんどん出てきている。油断すると情報の渦に取り残されてしまう。それが今の社会なのかもしれません。

不妊治療もまさにそんな状態の中にあります。少し違うことに意識を向けている間にどんどんと新しい情報が出てきて取り残されてしまいます。日進月歩、常に進化しているのです。

10年前といえば、ちょうど2011年。私自身も不妊治療真っただ中でした。今でこそ普通の検査のように語られる慢性子宮内膜炎や子宮内膜受容能異常（着床の窓）など着床に関する検査もまだごく一部でしか話題になっていませんでした。この検査が受けられるクリニックで体外受精を受けたいと思い、様々なクリニックを検討していたことを今でも思い出します。

逆に今では意味がないのではないかといわれ、行われていない治療方法に、当時は可能性をかけて治療を行っているクリニックもありました。産み分けに関する一般書籍が、妊娠や出産などの書籍コーナー内にたくさん並べられていたのもこのころです。今では一部のクリニックを除いて、産み分け指導をしているクリニックはほとんどありません。卵子の老化が話題になったのも、男性不妊が取り上げられるようになったのも２０１１年以降の話。かなり昔のようにも感じますが、実はつい最近の話なのです。

自分が不妊治療を経験してからこの10年間、不妊治療に関する情報には、できる限りアンテナを張り巡らしてきたつもりです。でもふと……別のことに意識がいってしまうと、あれれ……という間に取り残されてしまう。それぐらい**不妊治療技術**

の日進月歩にはめまぐるしいものがあります。ようやく**不妊治療の保険適用や法の整備**などの検討が始まりましたが、今まではあまりの技術の進歩の速さに法整備が追いついていかなかったのかもしれないと思うときがあります。不妊治療が標準化されない、されにくい要因はそういう面にもあるのかもしれません。そしてこの技術や情報の移り変わりの速さが、**治療格差を産む**要因になってしまっているのかもしれません。

患者がなぜそこまで不妊治療情報にアンテナを張り巡らさなければならないのか？　と思うときもありますが、**不妊治療はある意味一種の情報戦**です。自分で自分に合ったクリニック、治療方法、検査を選んでいかなければならないこともあります。それぐらい選んだクリニックによって治療方針が違うのです。**近所のクリニックの医師にすべてお任せ……とはいかないのが不妊治療の辛いところ**です。特に妊娠しにくいとなればなるほど自分で情報を集めて取捨選択していかなければなりません。もちろんそこにはとんでもない情報が紛れ込んでいることもあります。

悲しいかな、不妊当事者の精神的心理をついた妊活・不妊ビジネスが一定数存在するのもまた現状なのです。

現代の不妊治療を取り巻く4つの現状

1．クリニック選びの難しさ

最初のクリニック選びがその後を左右する？

不妊に関するご相談を受けていると、いかに最初のクリニック選びが大切なのかを感じることがあります。現在（2020年時点）の不妊治療はいわゆるガイドラインといわれるものがなく、治療方法のほとんどが医師の裁量にゆだねられています。

不妊治療の一般的な流れとして、「タイミング治療→人工授精→体外受精」というものがあります。もちろんこの流れは、不妊検査の結果や年齢などによっても変わることはありますが、一般的にはこのような流れで治療が進められることがほとんどです。

しかし、タイミング治療を何回したら、次にステップアップするなどの明確な決まりはありません。明確な決まりはなくとも暗黙の了解で、どこのクリニックに行ってもだいたい同じぐらいの回数でステップアップしていくことができれば、まだよいのですが、そうでないのが不妊治療なのです。このステップアップの回数に関しては、医師によっても見解がわかれるようですが、タイミング治療を半年から1年、人工授精を3回から6回ぐらいがだいたい一般的な流れのようです。

これらは卵管が詰まっていない場合や、男性の精子に問題がない場合です。男性の精子に問題がある場合は、まずは男性不妊専門の医師への受診が必要ですし、卵管が詰まっている場合は、体外受精からスタートする場合がほとんどです。

しかし、20代後半の女性に関して、まだ若いからという理由で卵管造影検査も男性不妊検査もせずにタイミング治療を1年以上繰り返すクリニックもあります。そして後々男性の精子に問題があった……ということも少なくありません。

タイミング治療に費やした1年や2年が無駄になってしまうのです。

中には人工授精を2年近く繰り返していた人や、タイミング治療と人工授精に5年以上費やし、気づけば、40歳手前になっていたなんていう方もいます。

このようなお話しを聞くたびに最初に選んだクリニックが違えば、この夫婦のその後の不妊治療は違ったものになっていたかもしれないと思ってしまうのです。

男性不妊も詳細な検査をしないで、精液検査だけで顕微授精を勧められたという方もいます。別のクリニックで詳細な検査を受けて治療をしたことで、精液データが改善し、体外受精なしで妊娠したなんていう話を伺うこともあります。**クリニック選び一つで治療方法が大きく左右される、**それが不妊治療なのです。

実際にアンケート結果でも最初のクリニック選びに満足しているかと質問したところ、満足していると回答した方は37・3％しかいませんでした。37・5％は満足していない、25・2％は特にどちらでもないと回答しています。

クリニック選びに満足できなかった方を対象に、自由記載で質問をしたところ、215件の回答が集まりました。その一部をご紹介します（個人情報が含まれる部分や表現に関しては一部編集しています）。

アンケート結果（クリニック選びに満足できなかった理由）

①「若いから……」という理由で

・若いという理由で積極的に検査も勧められず、だらだらとタイミング治療を続けステップアップも勧められなかった。その後転院したら、卵管閉塞がわかり、体外受精でしか妊娠は難しいと言われた。

・「若いから大丈夫」と根拠のないことを言われ、なかなかステップアップさせてもらえなかった。血液検査も十分ではなく、転院先でようやく高プロラクチン血症であることがわかった。
・5年以上、若いからという理由で、ずっとタイミング療法を続けさせられた。
・妊活開始と同時にタイミング療法を始めたが、「若いから大丈夫」と言われて半年間一度も検査を勧められなかった。
・年齢が若い、生理周期が安定している、超音波検査で卵胞の育ちが問題なさそうというだけで、基本の検査をしてもらえなかった。

②男性不妊に関しての対応が充分ではなかった
・男性不妊の検査がなかった。
・最初のクリニックで受けた夫の精液検査結果に不安を感じ、自身で調べて男性不妊の治療をしている泌尿器科に行き、その泌尿器科で精索静脈瘤が見つかった。手術後すぐ妊娠した。
・初めての検査で主人の精子が全くなく、無精子症と言われたのにも関わらず、そこから4周期もタイミング法を実施した。主人の精液検査も一度のみで不信感だけが募りました。

・マイペースな先生で誘発剤とホルモン注射で様子をみましょうというやり方だった。夫の検査を頼んだが、まだそんなに焦ることないと言われた。

③専門のクリニックではなかった

・婦人科では不妊の検査はされず、基礎体温を測り、薬を出すのみの治療だった。専門クリニックに転院して「そんな治療法をしていたのか」と驚かれた。

・お産がメインの個人医院だったうえ、医師は全く不妊治療に協力的ではなかった。治療もなにもカウンセリングすらしてくれないところだった。他のちゃんとした病院での治療方法を知らなかったため、見切りをつけるまでに半年以上時間がかかってしまった。

・不妊治療に対する知識の少ないクリニックに通ってしまったこと（一般の婦人科診療についてはは評判のよいクリニックでした）。

・医師の生殖医療に対する知識が乏しかった。
・最初に行ったのは産婦人科だったので、もっと早く不妊専門クリニックに行けばよかったと後悔しています。

④実際は体外受精が行われていなかった
・体外もやっているとあったが、実際は一応やっているだけで、実績も公表されておらず、ほとんどの患者は人工授精までのようだった。
・体外の看板を掲げていながら、実際の実施件数は0件説。なかなかステップアップさせてもらえないので、都内の専門クリニックへ転院しました。

⑤検査や治療方針が求めているものと違った
・少しの検査をしただけでタイミング法を勧められ、だらだらと3年が経ってしまった。
・自分に合った刺激法を選択したかったが、自然/低刺激以外は選択できないこと。

・常にホルモン値を血液検査するが、AMHや卵管造影などの検査は行っていなかった点。

・移植4回陰性の後に着床に関する検査を希望したが、妊娠しないのは卵が原因というスタンス。何度も移植を繰り返すだけ、検査はやっていないと断られた。

アンケートの回答の中でも特に多かったのが、**若いからと十分な検査をしてもらえず、**だらだらとタイミング治療を続けてしまったという内容や、専門のクリニックでなく生殖医療の知識が乏しく、**もっと早くに専門のクリニックに転院していればよかった**という声でした。特に自宅からの通いやすさや近所で評判のよい婦人科クリニックで探してしまうと不妊専門ではないクリニックが候補として挙がってくる可能性が高くなります。

患者はクリニックを選ぶための情報も少なく、手探り状態で不妊治療を受けられるクリニックを探しているのが現状です。患者自身が少ない情報の中から適切なクリニックを選ばなければならない……その現状が本当はおかしいのです。患者は

「不妊治療、不妊相談を掲げているクリニックであれば、同じ水準の医療が受けられるはず」そう思って当たり前です。「もし、このクリニックで必要な治療や検査が提供できないのであれば、できるクリニックを紹介してもらえるのだろう……」と多くの人は思っています。もちろんしっかりと紹介してくれる医師もいるでしょうが……でも不妊治療に関しては、必ずしもそうとは限りません。それはアンケートにお答えくださった多くの声が物語っています。だからこそ最初のクリニック選びは、不妊治療をスタートするにあたってとても大切になってきます。

もしかしたら、この本を読んでくださっている方の中にも、今、同じような状況で転院するかどうか悩んでいる方がいるかもしれません。

ワンポイントアドバイス

若いからといって十分な検査（男性不妊検査や卵管造影検査）をしないでタイミング治療を進めようとするクリニックは要注意。男性側に問題がある場合は、男性不妊専門の医師（泌尿器科医）を受診しましょう。同じ治療を半年から1年ほど繰り返している場合はこちらからステップアップを打診するか、転院を検討してみましょう。

2．不妊治療と仕事の両立の壁

不妊治療と仕事の両立に悩む女性は少なくない

働きながら不妊治療を続けるってなかなか簡単なことではありません。10年前の私自身も仕事と治療の両立が一番の大きな課題でした。しかし、この苦労は理解されません。実際に行ったアンケートでも次のような結果が出ています。

①不妊治療と仕事の両立に悩んだことはありますか？（回答515件）
悩んだことがある……82・9％（427件）

悩んだことはない……17・1％（88件）

②不妊治療と仕事の両立に悩み、働き方を変えましたか？（回答245件）

退職した……46・1％（113件）

会社内で部署を替えてもらった……4・9％（12件）

会社内で働き方を替えた……12・7％（31件）

正社員からパート・アルバイト等雇用形態を変えた……15・9％（39件）

社内の不妊治療に関する制度を利用して治療と仕事を両立している……16・7％（41件）

不妊治療を断念した……3・7％（9件）

③仕事と治療の両立で何が悩みだったか？（複数回答可　回答426件）

時間的な調整（409件）

陰でコソコソと噂話をされていた（32件）

責任ある仕事が任されにくくなった（28件）

治療までしなくてもと不妊治療をしていることを否定された（24件）

治療か仕事かどちらかにしてほしいと言われた（13件）

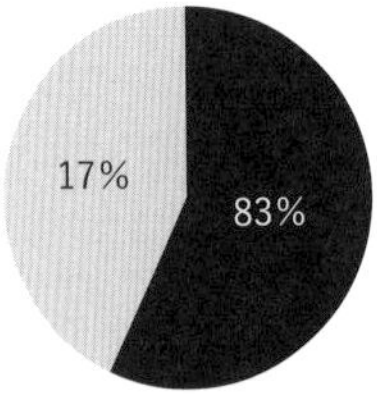

不妊治療と仕事の両立の壁

- 悩んだことがある
- 悩んだことはない

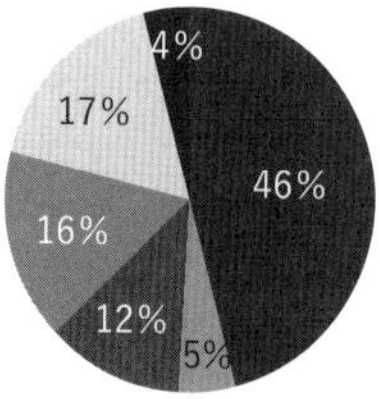

働き方を変えたか？

- 退職した
- 部署替え
- 社内で働き方を変えた
- 雇用形態の変更
- 社内制度を利用して両立
- 不妊治療を諦めた

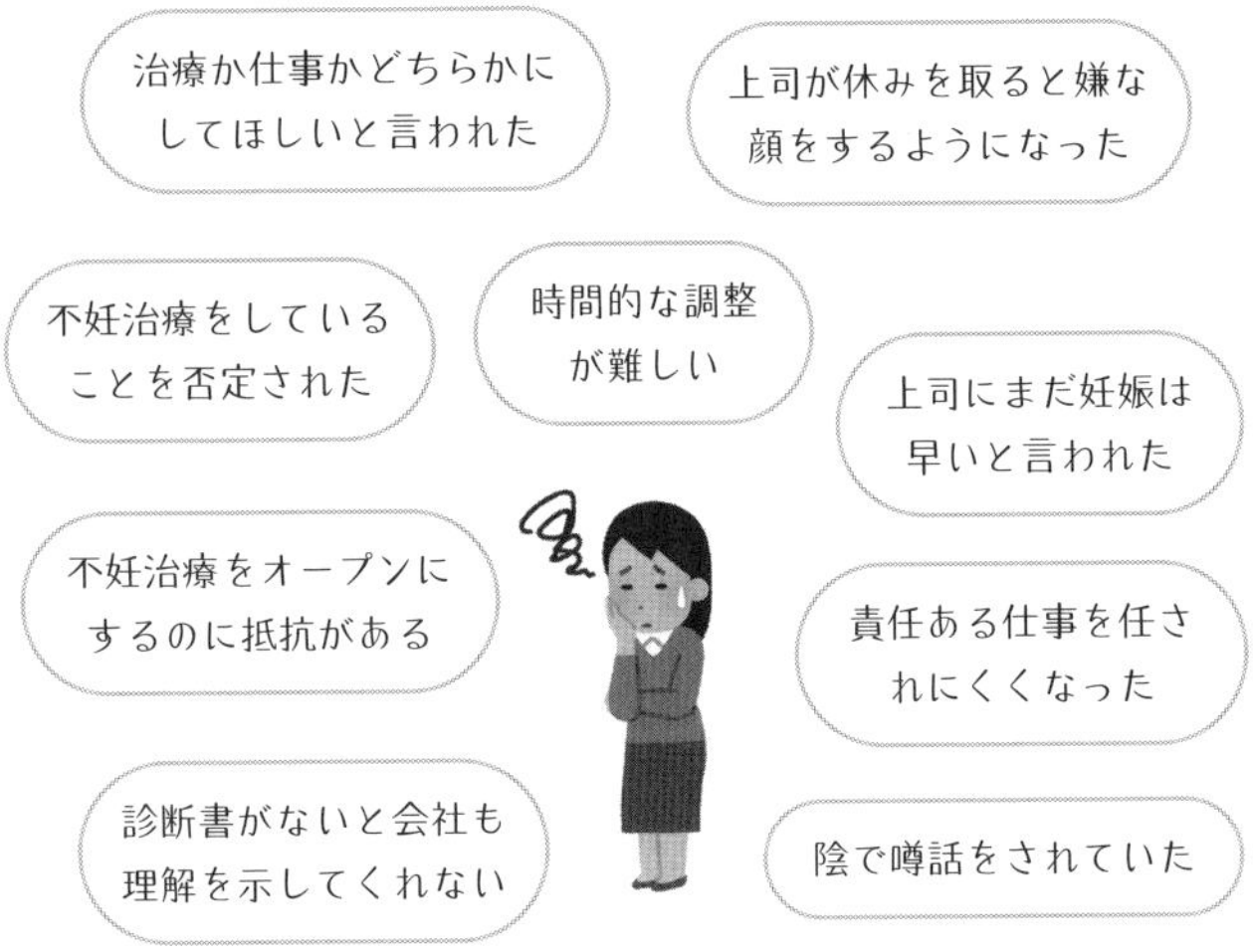
治療か仕事かどちらかにしてほしいと言われた
上司が休みを取ると嫌な顔をするようになった
不妊治療をしていることを否定された
時間的な調整が難しい
上司にまだ妊娠は早いと言われた
不妊治療をオープンにするのに抵抗がある
責任ある仕事を任されにくくなった
診断書がないと会社も理解を示してくれない
陰で噂話をされていた

働く女性たちの本音

それ以外にも……

・上司に不妊治療の知識がなく、理解してもらえなかった。

・根掘り葉掘りとプライベートの部分までしつこく聞いてくる人がいた。

・採卵前後は体調が悪く辛かった。日帰りとはいえ手術なので、医師には診断書を書いてほしかった。**医師の診断書がないと会社も理解を示してくれない。**

・成功する確証のない不妊治療をオープンにするのに抵抗があり、後輩や子持ちの同僚のフォローによる残業で通院できない。

・上司が休みを取ると嫌な顔をするようになった。その働き方はアルバイトと変わらないと言われた。

・上司にまだ妊娠は早いと言われた。

など会社や上司・同僚などの理解が得られないコメントが多く見られました。私自身が10年前に悩んだこととなんら変わらない現状がいまだにここに存在しているのです。

このことは、のちほど他のアンケート結果も紹介しながら述べていきたいと思います。

第2章でも書きますが、私は最終的には退職を選びました。退職した後は、仕事と治療の両立の問題からは解放されたものの、次は費用面の悩みが出てきます。不妊治療はステップアップすれば高額な治療費が必要になります。そのため、治療と仕事の両立が難しくてもなかなか仕事を辞めることはできません。辞めてしまうと治療費が捻出できなくなるからです。一度仕事を辞めてしまうと今の日本では、30代や40代の女性が辞める以前と同等の条件で再就職をすることが難しいという現実もあります。２０２０年は在宅ワークを行う企業が増えましたが、職種によっては時短勤務や在宅ワークが難しい場合もあります。

ちなみに**この仕事と治療の両立問題は、男性にとってもひとごとではありません。**今までは不妊治療は女性が行うものというようなイメージもあり、多くの男性は積極的に検査や治療に関わってきませんでした。実際アンケート結果でも夫婦が同じタイミングで検査を受けたのは、50％弱であり、まずは女性から検査や治療をという人が半数を占めています。なぜ男性の検査を一緒にしなかったのか？　という質問に対しても女性が先に受けるものという回答が多く見られました。

しかし、ようやく男性不妊も認知され始め、これからは男性も同じタイミングでの検査や治療を受ける必要が出てくるでしょう。そうなると、女性の生理周期にあわせて男性も通院しなければならないことになります。もちろん自宅で精子を採取することや、精子を凍結するという選択肢もありますが、クリニックよっては、それらを実施していない、もしくは男性の精子の状態で判断するというところもあります。不妊治療は女性に任せておけばよい……という時代は終わったのです。そして男性側に原因があった場合は、男性不妊専門の泌尿器科医を受診するなどしなければなりません。女性ほど頻繁に通院する必要はないでしょうが、男性も仕事を調整して通院する必要が出てくるかもしれないのです。**不妊治療と仕事の両立は今後は男性への課題にもなってきます。**

不妊治療と仕事の両立を阻むもの

「妊活」「不妊治療」という言葉は広まったものの、まだまだ内容まで詳しく理解している人は多くありません。

実際にアンケート結果でも

①社内は不妊治療と仕事の両立について相談しやすい環境（雰囲気）ですか？（でしたか？）

回答　453件

相談しやすい……42・6％

相談しにくい……57・4％

②会社や上司や管理職は不妊治療について知識や情報を持っていると思いますか？

回答　440件

十分な知識を持っている……2・7％

十分とは言えないが最低限の知識は持っている……28・6％

ほとんど知識や情報は持っていないと思う……65・2％

その他・把握していない……3・5％

という結果が出ています。その他には知識がなくても協力しようとしてくれた、理解しようとしてくれたという回答がある反面、説明しても理解してもらえなかった、偏見の目で見られたなど、パワハラやセクハラまがいの言葉をかけられたという回答もありました。

多くの人が不妊治療に関する十分な知識を持っていません。そのため、当事者がなぜ仕事と治療の両立に悩んでいるのか、理解できない人も少なくないのです。中には「月に1回、決まった日に通院するだけ」、「体外受精を1回すれば妊娠する」と思っている人もいます。**不妊治療と仕事の両立の前に立ちはだかるのは、圧倒的な不妊治療に関する正しい知識と情報の不足なのです。**

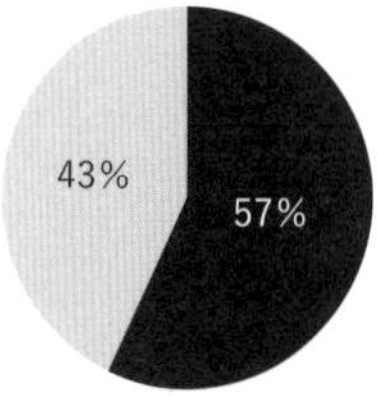

相談しやすい環境か

- ■ 相談しにくい (57%)
- ■ 相談しやすい (43%)

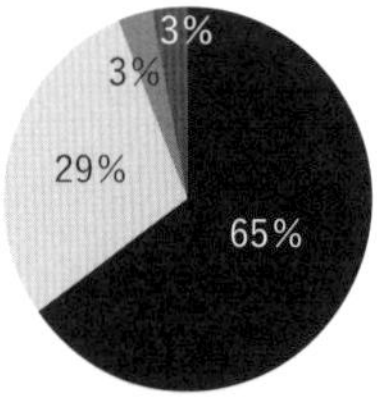

上司は不妊治療の知識を持っているか？

- ■ 知識を持っていない (65%)
- ■ 最低限の知識は持っている (29%)
- ■ 十分な知識を持っている (3%)
- ■ その他 (3%)

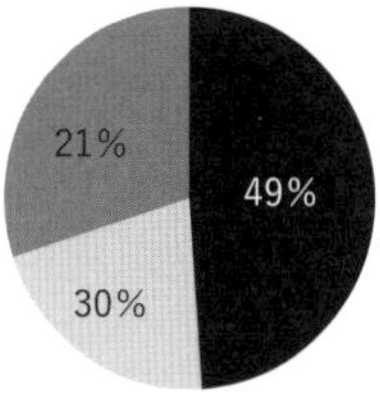

制度は利用しやすいか

- ■ 部署によってかわる (49%)
- ■ 利用しにくい (30%)
- ■ 利用しやすい (21%)

利用しにくい理由は？

- ・人員的補充がないので周りに負担がいくので使いにくい
- ・あれこれと陰で言う人がいるので使いにくい
- ・制度そのものが理解されていない、周知されていない
- ・上司の反応がよくないため使いにくい

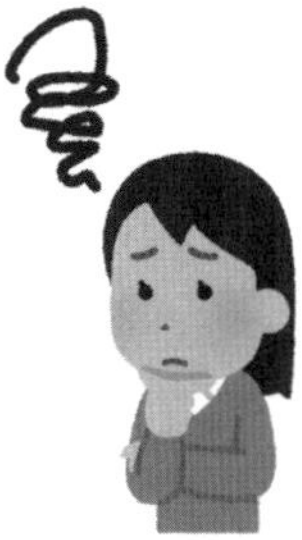

制度があっても使いにくい環境

①通院は突然決まる。予定が立てられない日々

不妊治療と仕事の両立において一番の悩みは、**通院が突然決まること**です。特に生理3日目頃から排卵前後までは頻繁な通院が必要になります。特に生理終了後から排卵までは連日通院する人もいるぐらいです。通院が大変なのは、体外受精だけかと思いきや、そうでもありません。タイミング治療や人工授精でも頻繁な通院が必要になることがあります。排卵のタイミングをできるだけ正確に予測するために、エコーでの卵巣チェックが欠かせません。この時期なら卵胞はこれぐらいの大きさになっているだろうと予測しながら確認するのですが、医師が思うように卵胞が発育していないとなることも少なくありません。そうすると次の日、もしくは明々後日にもう一度受診してとなるのです。

生理14日目で排卵すると思っていたのに……15日目、16日目となっても排卵する気配がない。そうなると、毎日もしくは1日おきや2日おきに通院が必要になってきます。その度に申し訳ない思いで遅刻や早退を申し出たり、周りが残業する中、帰宅したりすることになります。周りの同僚にしわ寄せがいくことを辛く思う人も

いるでしょう。中には「もう少し計画的に通院できないの?」と言われてしまうこともあるかもしれません。

事情を知らない人からみれば、「さぼっている」と思われたり、そのような言葉をかけられたりして悔しい思いをしたことがある人もいるでしょう。中には自分が悪いのだろうか……と自分を責めている人も少なくありません。海外の情報ですが、**不妊治療をしている人の9割が落ち込んだり、鬱状態になったりしている**というデータもあるぐらいです。

②通院時間・診療待ち時間に半日以上が費やされる

それでも遅刻や早退・定時退社で通院できる場合は、ラッキーなのかもしれません。クリニックの混み具合や通院に時間がかかる場合は、休暇が必要になることもあります。

最近は夜間診療や土曜診療をしているクリニックもそれなりにありますが、夜間や土日は基本タイミング治療のみというクリニックもあります。朝一から病院の受付が開くのを並んで待って、できるだけ早い時間の診療順番を取るという話を聞くこともあります。この順番次第で遅刻で済むのか、半日休暇になるのか、それとも1日の休みになってしまうのかが変わってしまうのですから必死です。またその時の待ち時間次第……ということもあって、結局はその場にならないと遅刻か半休か1日休暇が必要なのかもわからない。こんなことを3ヶ月、半年、1年と続けていれば心が病んでいくのも仕方ないのかもしれません。

③近くに希望する治療が受けられるクリニックがあるとは限らない

通院に時間がかかる、通っている病院に午前診療しかないという話をすると、なぜもっと通いやすいクリニックに通わないのか？　そんな疑問を持たれることがあります。「あそこにも、不妊相談を掲げている産婦人科はあるよ」と言われたことがある人もいるのではないでしょうか？「不妊相談」、「不妊治療」と看板を掲げていても、クリニックのレベルは千差万別です。**そしてこのクリニック選びがその後の不妊治療を大きく左右する**こともあります。またタイミング治療しか実施していない、人工授精までというクリニックも少なくありません。より専門的な治療や検査を受けたいために、遠くの専門クリニックに通うこともあります。

また専門的な不妊クリニックは都市部に集中している傾向があります。**東京や大阪で可能な治療や検査が地方では受けられない……**そんな現状があるのです。それでも電車で1～2時間で通えるならと、遠方のクリニックを選択する人もいます。しかし、そうなってくると、遅刻や早退では難しくなってきます。だからといって突然休むわけにもいかないとなると、結果的に退職を考えざるをえない状況になってしまいます。

④制度があっても使えない環境

不妊治療と仕事の両立に関しては、2017年に厚生労働省が調査を行い、翌年には不妊治療と仕事の両立支援のためのパンフレットを作成したり、不妊治療連絡カードいうものを用意したりした結果、徐々にですが、不妊治療休暇や休職などの制度を整える企業も増えてきました。しかし、実施したアンケートの結果で**制度が**

あるにも関わらず、すべての人が利用できていないという結果が出ています。

不妊治療と仕事の両立に関する制度がある方に質問です。制度は利用しやすいですか？（利用しやすかったですか？）（回答数　96件）

・利用しやすい……20・８％
・利用しにくい……30・２％
・部署によって変わる……49％

制度があるにも関わらず、利用できない理由はなぜなのでしょうか？　制度が利用しにくい理由についても回答していただきました。（回答数50件　複数回答可）

・人員的補充がないので周りに負担がいくので使いにくい　34件
・あれこれと陰で言う人がいるので使いにくい　18件
・制度そのものが理解されていない、周知されていない　17件
・上司の反応がよくないため使いにくい　13件

それ以外にも……

不妊治療をできるだけカミングアウトしたくない、妊娠できなければ会社に居づらいなどの意見も見られました。療養休暇のように、診断書がないと申請が難しかったり、復帰のタイミング的に使いにくいなどの意見もあります。

中にはこのような不妊治療の休暇に関する制度が、あることすら知らない人もいます。

⑤上司や同僚の理解が得られない

今、国を中心に不妊に関わる様々な制度の必要性について審議され始めました。それに伴い、各企業でも様々な支援制度が作られつつあります。しかし、これらの制度には強制力はありません。そのため、**一緒に働く上司や同僚の理解がないと使いにくいのも事実**です。そもそも不妊治療は一生知らないまま、関わることのないまま終わる人もいます。そのため、正しい不妊に対する知識がない人も少なくないのです。不妊治療休暇や休職に理解を得ようと思うとまずは「不妊」について「不妊治療」について正しく理解してもらうことから始めないといけません。

不妊治療と仕事を両立させるためにどのような制度があればよいのかを聞いてみました。（回答件数　496件　複数回答可）

・時間有給の取得……363件
・使いやすい社内環境の整備（管理職研修を含む）……329件
・特別有給休暇の付与……273件
・リモートワークの制度……251件
・1年間の休職制度……95件

となりました。それ以外にも、実際に両立した人の意見として、始業時間を早くして、その分夕方を早く切り上げるというのもありました。

不妊治療と仕事の問題は「どのような職種なのか?」、「どのような業務なのか?」、「ある程度業務配分を自分の意志で決めることができるのか?」、「近くにクリニックのある環境なのか？」、「それとも通院に時間がかかるのか？」などによって求める内容は大きく違います。だからこそ**通り一遍の対応ではなく選択肢がいくつも必要**なのではないかと思います。

3. 高額な治療費

非常にわかりにくい治療にかかるお金

高額な治療費の問題点の一つが、非常にわかりにくい料金体制にあります。不妊治療は保険適用に向けてようやく動きだしましたが、現時点では自由診療です。そのため、金額設定は各クリニック任せです。ですから、同じような治療を受けていても、クリニックが違えば、金額が全然違ってくるなんてことも起こりうるのです。例えば全く同じ検査を受けているのに、検査費用が違うなんてことが起こるのが不妊治療なのです。ですから、各クリニックのホームページに掲載されている治療費を見比べると、益々混乱してしまう人もいます。金額が違う上に、治療で採用している方法も違う。同じ不妊治療で同じ体外受精をするはずなのに……なぜこんなにも違うのか？　と悩まれる人も少なくありません。だからといって単純に安い方がよいとか、高い方が何かプラスアルファがあるのだろう……と選べないのが、不妊治療クリニックの今の実態なのです。

不妊治療費というと、マスコミなどで取り上げられる場合は、「人工授精1万円、体外受精30万円、顕微授精40万円」という金額が提示されることが多いのですが、実際には体外受精まで行くと60万～70万円、多い方になると100万円以上かかりましたと言われても決して珍しくありません。**ここにも患者当事者と社会の認識の乖離《かいり》がみられる**のです。この金額を信用して、体外受精にステップアップをしてから、実際にかかる費用に驚くという人も少なくありません。

不妊治療を考えるようになり、各クリニックのホームページを確認しても、いったいどれだけ治療費が必要なのだろう？　と首をかしげた人も多いのではないでしょうか？　実際にご相談時に「治療費の計算の方法を教えてください」と言われることもあります。ただ、不妊治療は個人の状況やどのような治療を選択するかによっても治療費が大きく変わってきます。クリニックのホームページをよく見ると、「再診費、薬剤費用、超音波エコー費用などはこの中に含まれません」と書かれているのを目にしたことがある人もいるかもしれません。ホームページの費用はあくまでも目安でしかないのです。

これが保険適用であれば、どこのクリニックで治療を受けても費用はさほど変わらないはずなのに……と思うことがあります。この治療費、検査費用は本当に適正な金額なのだろうか？　など普通に医療にかかるだけなら考えなくてもよいことまで考えなければならないのです。そしてこの中には効果のよくわからない治療法が混ざり込んでいることもあります。がん治療などでも、このような効果がよくわからない治療がたびたび問題になります。しかし、がん治療の場合は保険適用の標準治療があるので、高額な治療費の負担が必要という時点で、「この治療は……」とある程度は判断が可能になります。しかし、不妊治療の場合は、ほとんどが自己負担の高額治療なため、そのような違いに患者が気づくのも難しくなってきます。必要と言われれば、可能性があるのでと言われれば、そこに高額な費用をつぎ込んでしまう人もいるのだと思います。

治療のステップアップを阻《はば》む高額な治療費

不妊治療を始めて多くの方がぶつかる悩みが高額な治療費です。

現在、2022年の保険適用に向けて話が進められていますが、どこまで保険が適用されるようになるかは現時点ではわかりません。2021年の時点では、不妊治療の場合、タイミング治療までは保険が使えますが、(クリニックによって差があるため、薬や検査によっては保険が効かないことがあります。受診前はご自身で必ずご確認ください)

人工授精以降は全額自己負担になります。人工授精の場合、1回2万～3万円前後になります。こちらも正直なところクリニックを受診してみないとわかりません。体外受精となると1回50万～100万円ぐらいになります。これは、誘発方法や採卵できた卵子の数などで大きく変わってくるからです。こちらも治療をスタートして、お会計のときに明確な金額がわかることがほとんどです。

特に大きな負担となるのが体外受精です。だからこそ、**どこまでの治療が保険適用になるのか？　いわゆる混合診療が認められるようになるのか？　大きな注目が集まっています。**

自由診療の現段階では、最初から採卵方法が自然周期や低刺激周期のみのクリニックや定額制を取っているクリニックであれば別ですが、そうでなければ、体外受精に進む時は100万円ほど手元に用意して臨む必要があります。ちなみに前者のクリニックでも最低50万前後は用意しておく必要があります。治療途中で想像していた以上の高額になり、支払えないとなっては困ってしまうからです。

普通買い物で、100万円ものの高額商品を購入する場合は、まずは見積もりを取ったり、他社と比較したりして金額を明確にしてから購入しますが、不妊治療の場合はそうではありません。突然お会計で何十万円という金額を告げられます。それも1周期の体外受精の間で何度もクリニックに通院するため、気がつけば100万円近くになっていたということも少なくないのです。

仮にこれらのすべてが保険適用になったとしても、20万～30万円近い費用が1回の体外受精で必要になってきます。

体外受精が1回や2回ぐらいであれば、なんとか捻出できる人もいるでしょうが、これが3回、4回となっていくと治療費の捻出が難しくなり、治療を諦める人も少なくありません。また、貯金をすべて不妊治療に費やすわけにはいかない……と諦める人もいます。2回目以降は、凍結卵子があるかないかで治療費が大きく変わってきます。治療費を捻出するために、しばらく治療を休んで費用を準備する人もいます。しかしその間にも年齢を重ねてしまい、妊孕力《にんようりょく》は低下していきます。

また高額な不妊治療費に驚き、体外受精へのステップアップをためらう人もいます。「もう少し、タイミング治療や人工授精で頑張ってみよう……」となってしまうのです。

費用の面から何年もタイミング治療や人工授精を続けている人もいます。しかし、体外受精をしてみて初めてわかることもあります。卵子と精子を取り出して受精する過程をみることでわかることがあるのです。例えば、精子の数にも形態にも問題ないから普通に受精するだろうと思っていたのが、全く受精しないことも起こりえます。この場合、体外受精であれば顕微授精という方法を用いて卵子と精子を授精させることが可能です。しかし、タイミング治療や人工授精を続けていてはそれに気づくことはできません。それ以外にも卵子をキャッチする卵管采《らんかんさい》の動きが悪い場合（ピックアップ障害）なども体外受精が有効になってきますが、これらも検査では見つけることはできません。

このように、体外受精にステップアップしたからこそ妊娠に至る場合が多くありますが、**治療費の高さにステップアップできず**に何年も同じ治療を続けている人もいます。そして、時間だけが過ぎていってしまいます。さすがに……と思った時は40歳目前なんてこともあるのです。不妊治療費がネックになり、不妊検査すら受けずに自己流の妊活を続けている人もいます。不妊治療が保険適用で、金銭的にもう少し受けやすい治療であれば、何年も不妊に悩まされる人が減るのではないかと思います。

2022年に向けて、不妊治療の保険適用についての議論が進んでいますが、多くの当事者の負担が、少しでも軽減される適用範囲になることを願ってやみません。

助成金ではすべてをカバーできない

でも、不妊治療って助成金が貰えるのではないの？　そう思われる方もいらっしゃると思いますが、**助成金でカバーできる治療費はほんの一部**です。都道府県によって人工授精や検査に補助があったり、男性不妊にも助成金があったりと違いはありますが、一般的には助成金は体外受精（顕微授精を含む）にかかった費用を一部負担してくれる制度になります。

２０２１年には不妊治療助成金の見直しが行われます。今までは初回の申請のみ30万円、2回目から6回目までは15万円でしたが２０２１年からは、2回目以降も30万円の助成金がうけられるようになります。しかし多くの場合、治療費の半分もまかなえていないのが現状なのです。そして年々、不妊治療では様々な検査が増えていき、クリニックに支払う金額が高額になっていっています。助成金は不妊治療後に申請してお金が戻ってくる方式を採用しています。そのため、一旦は高額な不妊治療費を支払わなければなりません。後々戻ってくるとはいえ……やはり最初に全額準備をしなければならないのも大きな負担の一つです。

実は不妊治療は保険適用ではなく、助成金拡大の方がいいのではないかという声も一部からあがっています。しかし、そうなると不妊治療費は自由診療のままとなり、価格の設定は不妊治療クリニックの裁量で決まります。**助成金が拡大されれば、治療費も値上げするという〝いたちごっこ〟が起こる可能性もあるのです。**しかも、すでに２０２０年の秋には２０２１年以降の助成金拡大を狙ってか、治療費の値上げが行われているクリニックがいくつかあるという話も耳にしています。

保険適用を求める当事者の声

不妊治療費がテレビ等で取り上げられると必ずと言ってもよいほど当事者から「そんなに安い価格で治療はできない」という声があがります。では実際にいくらぐらい不妊治療に費やしているのでしょうか？

このアンケートは不妊治療費全般のアンケートですので、体外受精の人の費用だけではなく、タイミング治療で授かった人、人工授精で授かった人の数値も含まれています。

それにも関わらず**１００万以上と答えた人が53・7％もあるのです。３００万円以上と答えた人は9・1％おり、その中には１０００万以上と答えた人もいます。**

ただし、300万以上も一度に不妊治療に費やせる人はそう多くありません。多くの人は、毎月の収入やボーナスを充てたり、貯金を切り崩しながら不妊治療を続けています。中には銀行で借り入れをして不妊治療を続けている人もいるのです。これらの現実を見る度に胸が締めつけられるような気持ちになります。

治療費の家計負担に関しても、半数以上の人が何らかの苦しさを訴えています。このアンケートは、タイミング治療・人工授精の人も含まれているため、家計負担に問題を感じなかった層は、体外受精ステップアップ前の層が多いのではないかと思います。

【不妊治療費に関わる当事者の声】

・治療費が捻出できず治療をお休みした
・貯金がほぼゼロになった

・治療費の問題で治療は1回か2回が限界だった
・費用的な限界で不妊治療を終わりにした
・治療回数に限界がある
・助成制度を使い切ったら治療は終了する予定
・貯金を費やしてしまい、その後の子育ての費用に不安がある
・嗜好品や趣味に費やしているわけでもないのに、なぜこんなに高額な費用が必要になるのだろうか？　と感じる
・すべての物を我慢・節約して治療に費やしている
・保険適用であれば、ここまでお金の心配をしながら治療を続けることもなかったのにと思う
・不妊治療費が原因で夫婦で険悪な状況になったことがある
・治療費の問題で不妊治療を先延ばしにしたことがある
・費用の問題でステップアップはしないことにした

などの声が多く寄せられました。中にはご両親からの援助で治療を続けている人もいます。

また現在治療中の人から……

・今はなんとかなっているが、この先何回も続けることは難しい
・今はまだなんとか絞り出しているが、枯渇するのも時間の問題
・治療費の上限を決めて治療に臨んでいる

というような声も多く届いています。

それ以外にも補助金に関する問題点の指摘も多くありました。所得制限の上限の問題（2021年1月より所得制限撤廃）、助成金額が少なすぎるなどの意見もありました。そして何より多くの方から「**不妊治療の保険適用を望む**」切実な声がアンケートの自由欄には占められていました。

不妊治療は精神的にも身体的にも苦痛を伴う治療です。そこに時間的制約もあり、時には周りから心ない言葉をかけられたり、理解を得られないことに苦しむ人

も少なくありません。そこにさらに経済的負担が重くのしかかってくるのです。そして金銭的な問題で治療を断念しなければいけない場合の心の葛藤は計り知れません。精神的・身体的苦痛や時間的拘束はそう簡単にはなくすことはできません。でも、経済的負担は保険適用や助成金拡大で緩和させることができます。1日でも早く不妊治療が保険適用になり、当事者の負担が軽減することを願ってやみません。

4. 氾濫する妊活の情報

ネットやSNS情報を鵜呑みにしないで

妊活や不妊治療のことを調べるときは何で調べていますか？　専門家に聞いたり、専門書で調べたりする人は少なく、一番多いのは「ネットで調べる」ではないでしょうか？　私自身も当事者だったころは、仕事が終わって帰宅すると、夜中までネットで妊活や不妊治療のことを調べていました。しかし、**ネットの情報は玉石混交。必ずしも正しい情報にたどり着くとは限りません**。怪しげな妊活を謳《うた》った広告も少なくありません。私が不妊治療をしていた当時から、このような情報はネット上にあふれかえっていましたが、今ほど多くはありませんでした。内容を見ても怪しそうなものが多くて、手を出さずにすんだ記憶があります。

しかし今はどうでしょう？　身近なものが気がつけば妊活商品に化けてしまっているものがたくさんあります。ものによっては目を疑うような価格のものもありますが、体外受精の費用と比較して言葉巧みに購入を促しています。例えばサプリメントに1ヶ月数万円……。高いものだと4万円、5万円なんて価格をつけているものもあります。一般的な妊活サプリメントであれば、数千円〜高くても1万円以内までです。サプリメントそのものは否定するつもりはありません。日常の食事で足りない栄養素を補うために賢く利用したらいいのですから。当時の私も葉酸サプリメントをはじめ、いくつかの栄養素はサプリメントで補給していました。

ただ効果のよくわからない謳い文句で、高額なサプリメントが出回っているのも事実です。「妊活」、「不妊治療」とネットで検索すると必ずといってよいほどサプリメントの広告があがってきます。それ以外にも根拠のよくわかない商品や、不妊治療中の辛い気持ちにつけこんだスピリチュアル的なものまで**ネット上には様々な妊活商品や妊活商法があふれ返っています。**

また、不妊治療を否定した施術系のサービスも少なくありません。「不妊治療しなくてもうちに通ってもらえば妊娠できますよ……」、「不妊治療をやめて半年で妊娠」など魅力的に感じる言葉が並んでいます。時間もお金もかかる不妊治療。できれば自然に妊娠したいという気持ちは痛いほどわかります。わかるからこそ、このような宣伝文句には注意してほしいのです。**これらにかけた時間は戻ってきません。必要以上に自然妊娠にこだわった結果、不妊治療のスタートが遅れ、子どもを持つことが叶わなかった人もいます。**

他人の体験談があなたにあてはまるとは限らない

もう一つ、SNSやネット検索で気をつけたいのが、他人の体験談を鵜呑みにすることです。クリニック選びに関しては、待ち時間や医師や看護師の対応や金額の目安、対応している検査項目などそのクリニックに通っている人の情報が役に立つことがありますが、必ずしもすべての情報が自分にあてはまるとは限りません。同じ治療方針でも合う人、合わない人がいます。よくご相談時にも、「会社の人や周りの友人がそのクリニックに通っていて妊娠したから」というお話をお聞きしますが、必ずしもそのクリニックの治療方針が自分に合うとは限らないのです。

それ以外にも様々な民間療法や独自の○○メソッドというようなものもSNSの中ではたくさん見かけます。そしてそれらには必ずと言ってもよいほど妊娠したお客様の声が掲載されています。しかし、不妊で悩んでいる人は年齢や悩んでいる期間も違えば、不妊の原因も様々です。そしてもちろんパートナーの状態も違います。

正直それらの民間療法や独自のメソッドが功を奏したかどうかは誰も証明できません。

それにも関わらず、何十万もするような妊活商品がネット上には規制されることなく、掲載されているのです。

妊活コミュニティの落とし穴

第2章でも少し触れましたが、不妊治療退職をして時間に余裕ができたころ、とあるSNSサイトで見つけた妊活コミュニティに所属していた時期がありました。このコミュニティはネット内のやり取りだけではなく、いわゆるオフ会といって、直接会ってみんなでランチをしたり、お茶をしたりしながら不妊治療の情報交換や、他では話せない妊活に関する悩みを打ち明ける場もありました。誰にも悩みを打ち明けられず、ここだけで話ができるという人も多く、個別で連絡を取り合ったりする人もいたぐらいです。私自身もこのコミュニティのおかげで知り得た情報もたくさんあります。各クリニックのホームページの内容が今ほど充実していなかった時代ですから、通っている当事者から得る情報は貴重なものでした。

とはいえ、あくまでもそれらの情報は個人の経験の一つです。何度も書いていますが、不妊治療は個々によって治療方法も選択肢も変わってきます。

一人の治療方法や考えが絶対ではありません。気がつけばそのコミュニティの中に、力関係が生まれてきます。必ず1人か2人、発言力の強い人がいるものです。そうなるとその人の発言が正しい……なんて状況になってきます。しかし医学的にみた時に本当にその発言が正しいかどうかは別物です。ご本人がそうだと信じていることでも医学的には正しくないこともあります。しかしそれを思っていても口にはできない……中にはそれは信用してしまう人も少なくありませんでした。

妊活コミュニティは妊活にまつわる悩みを打ち明けたり、クリニック情報を得たりするのにはとてもよい場所だったと今でも思っています。しかし、そこで出てくる情報が必ず正しいのかと言われたら、そうとは限らないことも少なくありません。**コミュニティ内での情報に関しては、すべてを鵜呑みにしないことが大切です。**

遠回りしないためには正しい知識と情報を

不妊治療は正しい知識と情報量がものをいう世界です。**一つひとつの選択がその後を大きく左右する場合もあります。**正直なところ、なぜ患者側がここまで調べてクリニックを選び、治療を進めていかなければならないのか？ と思うことがあります。どのクリニックや病院に行ってもある程度同じレベルで同じ内容で治療が受けられれば、もう少し不妊治療のハードルが下がるのではないかとも思うこともあります。

不妊治療に日夜真剣に向き合っている医師がいる反面、不妊相談という看板を掲げているにも関わらず、満足な治療や検査を行っていないクリニックもあります。このような環境が少しでも改善することを願わずにはいられませんが、すべてが改善し、患者が何も考えずにクリニックに通院できるようになるまでは、残念ながらまだまだ時間がかかるのだと思います。今は当事者が自分に合った検査や治療を提供してくれるクリニックを見極めて、**無駄な遠回りをしないで妊活を進めていくしかないのが現状です。**

クリニック選びや、治療と仕事の両立、そして様々な妊活や不妊治療の情報とどのように付き合っていけば、キャリアも不妊治療も諦めなくていいのか、それらは第3章でお伝えしていきたいと思います。

第2章

私の妊活とキャリア
不妊治療退職を乗り越えたその先に

欲しいと思えばすぐにできると思っていた仕事優先の日々

さて、第2章は少し私のことをお話ししたいと思います。私自身も不妊治療当事者であり、不妊治療退職を経験した一人です。私は就職氷河期真っただ中に就職活動をし、1社目は病院の検体を扱っている検査センターに臨床検査技師として就職。検体検査や健康診断業務を行っていました。その後様々な事情で1社目を退職し、しばらくは派遣社員として製薬会社の品質管理部門で試験業務を担当していました。しかし、いつまでも不安定な派遣社員でいることはできないと転職活動を始めました。

当時の私の会社選択の基準は、今までの経験を活かせる会社であることはもちろんのことでしたが、結婚してもしなくても女性が働きやすい会社というのも選択基準の一つでした。26歳で3度目の転職。これを最後にしようと選んだ会社が前職でした。前職でも品質管理業務や開発関連業務など幅広い業務に携わり、気がつけば自宅で過ごすより会社にいる時間の方が長い、そんな働き方をしていました。また そんな働き方もさほど苦にならないくらい仕事にのめり込んでいました。

29歳の誕生日を目の前にして籍を入れた私は、**子どもが欲しいと思えばすぐに妊娠できるだろう……**くらいにしか考えていませんでした。生理周期が少し短くなることはあっても、生理がこない月はなく、ほぼ規則正しく毎月やってきました。生理痛もありましたが、鎮痛剤を飲めばなんとかなるレベル。「不妊」といえば、重度の生理不順（年に数回しか生理がこない）や子宮内膜症がある人がなるもので、子宮内膜症も生活がままならないくらいの生理痛を伴うというのが私の中にあったイメージでした。男性不妊に関しては最初の職場（検査センター）で検査を担当していたこともあり、知識はありましたが、他人事のような感覚でした。「不妊は特別なもの。私には関係ない」そんなふうに思っていました。当時の私の最優先事項は「仕事」。そのうち授かるだろうと高をくくっていました。

結婚前に新しい部署に異動した私は、新しい業務を覚えるのに必死で、さらに毎日何か新しい発見がある日々が非常に新鮮でした。いつか子どもをと考えていましたが、若かった故に当時は無茶な働き方もしていました。食事はただお腹が満たされたらOK。帰宅も深夜ということもしばしば……。気づけばソファーでうたた寝をして朝を迎える日も少なくありませんでした。

私が妊活や不妊治療をしていたのは「卵子の老化」が話題になる前。今ほど情報も多くなく、ほとんどの人は「不妊は自分には関係ない。不妊は特別なもの」と認識していたのではないかと思います。もちろん私もそんな一人でした。

周りの妊娠・出産報告に焦りが

しかし、半年たっても1年たっても妊娠の兆しがない。のんびり構えていた私にも若干の焦りが出てきます。**20代の健康なカップルが1年間で妊娠する確率は約8**

割。自分もこの8割の中に問題なく入れると思っていたのです。当時の不妊の定義は2年。2年間妊娠しなければ、一度検査を受けましょうと言われていた時代でした。

妊活を始めてそろそろ1年というころから、基礎体温をつけたり、妊娠検査薬を購入し始めたりしました。それと同時に一般向けの書籍を購入したり、ネットで検索する日々が始まります。

そもそも私の基礎体温は問題がないのかと調べれば調べるほど不安になっていきました。誰かに何かを言われたわけでもないのに、この基礎体温が妊娠できない原因に思えてくるのです。ちなみにその後クリニックで基礎体温表を医師にみてもらったところ、少し高温期が短いのが気になるが、許容範囲のレベルであると言われました。

その後色々と調べて行くうちに、基礎体温表では排卵日を特定できないことを知ります。基礎体温をつけたことがある方はわかると思うのですが、どこを排卵日と判断するのかは基礎体温表ではわかりません。そもそも教科書のようなきれいなグラフは描けないですし、排卵日は、低温期の最終日、上がり始めた日、上がった日など調べれば調べるほど様々な意見が出てきます。今となれば、基礎体温表はあくまでも一つの目安程度につけるものであって、ストレスになるなら病院からの指定がない限り、頑張って測らなくても大丈夫ですよ……とアドバイスするのですが、当時の私は基礎体温表を眺めてはネットで検索する日々でした。

そしてその次は、職業上の興味もあり、排卵検査薬を買い込んで、排卵検査薬陽性になる日と基礎体温との関係性が読み取れるかと実験もどきなこともしてみましたが……これだという法則をみつけることはできませんでした。

それよりも別のことがわかったのです。

私の場合、排卵検査薬に反応しない月があるかと思えば、陽性ラインが出続ける月もあったのです。排卵検査薬に反応しないのは、①本当に排卵していない②LHサージの出る期間が極端に短く、1日1回の検査では反応しないことがあるため、陰性で終わる周期がある③排卵に関係なくLHサージが出続け検査薬が陽性になり続ける場合があるということを後々知るのですが……。

排卵検査薬で排卵日さえわかれば妊娠できるかも？　という希望も脆《もろ》くも崩れ去ったのです。基礎体温表もあてにならない、排卵検査薬もうまく使えない。そして少しずつ不妊の知識を得ていくにつれて、私に何か原因があるのではないかとモヤモヤしたものを抱えるようになります。

今でこそ、「**不安に感じるのであれば不妊クリニックへ受診して医師に直接聞いてみてくださいね**」とご相談者さんにはお伝えしていますが、当時の私はネットや本で調べながら誰にも相談できずに一人でさまよい始めていました。

そんな時、周りは妊娠・出産ラッシュ。

自分だけが取り残されていく気分に焦りを感じます。大抵のことを努力でなんとかしてきた30年間。初めて努力だけではどうしようもできないことにぶつかったのです。

これはこの時から何年もたってから知ったのですが、**妊活・不妊治療で初めて「挫折」を味わう女性は決して少なくないそうです**。勉強も仕事も大抵のことは努力でなんとかしてきた、もしくは100%満足いく結果にはならなくても、なんとか代替案をみつけて折り合いをつけてきた中、**どうしようもできない壁が「妊娠」**なんだそうです。周りが普通にできていることがなぜ？　私にはできないのだろうと人知れず悩んでいる女性は決して少なくありません。私もそんな一人でした。

初めての妊娠　そして流産

妊活を始めてそろそろ1年半。

そろそろ「不妊治療」も視野に入れた方がよいのか？　と思っていたころに初め

ての「妊娠陽性反応」を目にします。しかし喜びもつかのま、5週目に入っても胎嚢すら確認できずに6週目ごろに出血し、流産という形で最初の妊娠は終わりを迎えました。

5週目に受診した産婦人科ではそっけない対応で満足いく説明もしてもらえず、「多分流産だね。またそのうち妊娠するよ」という一言で終わらされてしまいました。あまりのあっけない対応に不安を覚え、別の医師の診療日を狙って子宮内の状態だけを確認はしてもらったものの、それ以上の質問は何もできずに帰ってきました。

その後、ネットや書籍で調べたところ「化学流産」と呼ばれるもので、多くの女性が気づかずに経験しているものであるということを知ります。そして流産としてカウントする必要はないという意見も多くのネット記事の中でみかけました。これらの記事を眺めながら、最初に受診した産婦人科医の態度が腑に落ちたのと同時になんとも言えない悲しさと憤りを感じたのを今でも覚えています。

化学流産であろうと、胎嚢確認後の流産であろうと、心拍確認後の流産であろうと、当事者にとっては流産であることには変わりありません。

特に長い間妊活や不妊治療をしていた人にとって「妊娠検査薬の陽性反応」は待ちに待ったものです。妊娠や出産はゴールではなくスタートだといわれます。確かに妊活や不妊治療で燃え尽きてしまってはダメなのですが、それでも妊活や不妊治療中の人にとって「妊娠検査薬陽性」は出口の見えないトンネルに一つの光が差し込んだ状態です。

待ちに待った「妊娠」が、どの過程かに関わらず終了を迎えたとき、人は大きな喪失感を覚えます。しかし、その悲しみを受け止めてくれる場所はなかなかありません。「仕方ない」という言葉で片づけられることもあれば、「あれが悪かったのではないか？　これが……」と望んでもないアドバイスだけをする人もいます。せめて医療機関だけでも一緒に残念がってほしかったと今でも思います。たとえ言葉だけでもよいので、**誰か寄り添ってくれる人がいることで、少しは喪失感を和らげることができるのではないか……**。

それは、「化学流産」という知識を得た今でも思うことです。

医療機関で確認された妊娠の15％前後が流産になります。妊娠した女性の40％が流産をしているとの報告もあり、流産は決して珍しいものではありません（＊1）。しかし、**頭ではどれだけ理解していても心がついていかないこともあります**。仕方なかったことだと納得しながらも、私が何かしたから？と、気がつけば自分の中で原因探しをする日々でした。誰にも相談できない、どこにも相談する場所がない、そんな私はさらにネットの中をさまよう日々が続きます。

どこかで誰かに話せていたら、少しは未来が変わっていたかもしれない……そんなふうに思うときもあります。ただまさか、ここまで自分が「妊娠」に囚われるとは「妊活」を始めた当初からは想像もつかないことでした。10年経った今、何が自分をそこまで駆り立てたのだろうと思うときがあります。

＊1公益社団法人　日本産婦人科学会ホームページより

将来の夢はキャリアウーマン

私は小さなころの将来の夢に「お嫁さん」や「お母さん」など、あの当時の小さな女の子が思い描く将来像を一度も思い描いたことのない女の子でした。一生働ける資格を取得して、バリバリと働き続ける……、それが私が物心ついたころから思い描いていた将来の姿でした。

「学校の先生」「看護師さん」などを夢み、最終的には医療系国家資格である「臨床検査技師」の資格が取れる大学に進学しました。当時は結婚願望もほとんどなく、ましてや自分が子育てをするなんて考えたこともありませんでした。

実際、前職へ転職をする際も女性が一人で生きていけるだけのお給料をもらえる会社というのが、会社選びの一つの条件でもあったのですから……。結婚しても、出産しても仕事を辞めるという選択は、当時の私にはありませんでした。ましてや子どもを授かるために治療を優先して自分が退職するなんて、考えたことはありませんでした。

だからこそ、今自分がこうして仕事を辞めてまで、なぜ不妊治療に専念しようとしたのかと不思議に思うときがあります。と同時に、大学生や20代最初のころにキャリアプランと同時にライフプランを立てる必要性を伝えていますが、そのときにならないとわからないことの方が多いのではないかというのも正直なところです。

キャリアも妊娠・出産も両方望める社会が理想なのですが、なかなかそこにたどり着かないのが今の日本の現状なのだとも感じます。

クリニックにさえいけばすぐに妊娠できるはず……

最初の流産から数ヶ月が経ったころから徐々に生理周期や月経量がおかしくなってきました。異常に短い周期で生理が来たり、周りから顔色が悪いよ……と声をかけられたりするくらいの月経量に悩み始めます。と、同時に周りの妊娠・出産を素直に喜べない自分に嫌気がさしてきます。社内でも家庭でも気丈にふるまっていましたが、車の中などでふと涙が止まらなくなることもありました。自分の中で何かバランスが崩れ始めていることに気づいたのです。私は、ようやく重い腰をあげ、クリニックへの通院を始めました。

私がなかなかクリニックへ足が向かなかったのは、「自然妊娠」へのこだわりでも、「内診台」への抵抗感でもありませんでした。もちろん薬を服用することも、注射をすることにも何も抵抗はありませんでした。「いつになったら子どもができるのだろう」という不安から解放されるのであれば、それらは全くといってもよいほど気になりませんでした。

何がそこまで私の腰を重くしていたのか？　それは通院回数と通院時間にありました。当時の私は結婚こそしているものの、子どももいなく、男性と同様に出張も残業もこなす、ある意味バリバリのキャリア女性でした。定時退社なんて考えたこともありません。それこそ、現場から電話がかかってこなくなる17時以降の方が集中して仕事ができるなんて思っていたくらいでしたから。そんな私にとって通院時間を工面することが一番の難題だったのです。

地方在住の私にとってクリニックの選択肢はほとんどありませんでした。体外受精まで可能なクリニックは、近くて会社から車で1時間。これが通勤時間と重なると1時間半ほどかかります。定時に会社を飛び出しても夜間診療の受付に間に合うかどうかでした。もちろん近くの産婦人科の不妊相談も一つの選択肢には入れましたが、どこまで専門的に見てもらえるのかという不安と、産科・婦人科とあると待合室で誰に出会うかわかりません。女性の多い職場ということもあり、そんな面倒さもあってできるだけ誰にも出会わないですむようにと少し通院にかかる時間は気になったものの不妊専門外来のあるクリニックを選んで通うことにしました。

通院と仕事のやりくりは気になったものの、クリニックにさえ通えば、数ヶ月で授かることができるだろう、数ヶ月程度ならなんとかなるだろうと、安易な見通しを立てている私がいました。当時の私は何年も不妊で悩んでいる人がそこまで社会にたくさんいるとは思ってもいませんでした。

ちなみに私が不妊治療をしていた2010年の時点で不妊を心配したことのあるカップルは31・1%、実際に検査を受けたカップルは16・4%でした（＊2）。まだまだ妊活も不妊治療もそこまで話題になっていなかったころですから、多くの人はこっそり隠すように治療に通っていたのです。実際に私が通院していたクリニックも、日によっては待合の椅子が足りなくなるくらいでした。私も受付に診察券を通して車の中で待つことも少なくありませんでした。

＊2　厚生労働省　不妊治療と仕事の両立サポートハンドブックより

こんなに頻繁に通院しなきゃならないの？　定時ダッシュの日々

さて30歳そこそこでクリニックの門を叩いた私は、**最初の診察でお決まりのセリフを言われることになります。「まだ若いから……」と。**そんな医師の言葉に少し安心したのと同時に本当に「若い」という一言ですませてよいのだろうかという疑問が心の中に残ったのを今でも覚えています。

若いとはいえ30歳は超えています。そして夫とは少し年齢の離れた夫婦です。当時は男性不妊にはほとんど着目もされておらず、焦点が当たるのは女性の年齢ばかりでした。ただ当時は子どもを2人望んでいたこともあり、夫の定年退職までの年数などを考えると、できるだけ早くに1人目を出産したいという思いがありました。

そんな思いを抱えながらもクリニックでの通院がスタートします。基本的な血液検査は特に問題なし。エコーでも不妊の原因となるものは特に指摘されることはありませんでした。男性不妊の検査や卵管造影検査を提示されることなく、排卵誘発剤を使ってのタイミング治療がスタートしました。男性不妊の検査や卵管造影検査を提示されなかったことがその後の転院を考えるきっかけとなっていくのですが、それはもう少し後の話になります。

まずは飲み薬を使っての排卵誘発からのスタートだったのですが、飲み薬で対応できたのは3周期まで。その後は注射と飲み薬を併用した排卵誘発へと移行していきます。元々生理周期が短く、24、25日前後で生理がきてしまう私にとって、生理5日目から排卵までの**度重なる通院の負担が重くのしかかってきます。**医師がエコーで確認して、もう排卵するだろうと思っても、排卵検査薬は真っ白。また明後日に来てと言われる日々（当時私が通院していたクリニックの夜診は2日に1回でした）。

月に2日ほど定時で帰ればなんとかなるだろうという私の予測は脆《はかな》くも崩れ去りました。生理終了のタイミングから、排卵までの間は出張が入ればそれでその周期の通院は難しく、実際に通院を断念した周期もありました。

10年前は働き方改革なんて言葉からは程遠い職場環境であり、一応「ノー残業デー」なんていう取り組みはあったものの、本社からの生産依頼数が定時内で収まらなければ、即、残業体制で生産を行わなければいけない現状でした。何より現場で発生したトラブルは待ったなしで、定時になったとはいえ、トラブルが起きている状況で先に退社するのはかなり心苦しいものでした。頻繁に定時退社を繰り返していれば、心ない言葉をかけられることもあります。たびたび定時で帰宅すれば、「仕事に対して無責任……そんなふうに思われているのだろうか？」という不安が頭の中をよぎりました。

正直、女性社員の妊娠を快く思っていない管理職もいました。ちょうど他部署で産休・育休取得者が多い時期だったということもあって、「○○さんの部署は誰も妊娠しなくてうらやましい」とつぶやいて部屋を出ていった他部署の上司もいました。今でもそのときの状況を映像で思い出せるくらいに鮮明に記憶に残っています。余程自分の中で悔しい思いをしたのだと思います。そしてまた少しずつ自分の中で保っていたバランスが崩れていくのを感じていきました。

当時の私は勝気で会社で誰かに弱みをみせるなんてもってのほかだと思っていました。確かにその強さがあったからこそ仕事での困難にも立ち向かえていたのだと思います。「もう無理」あの当時この一言が言えたら……、どれだけ楽だっただろうと今になれば思いますが。当時の私は**「不妊治療と仕事の両立」という大きな壁に一人で闘うことに必死**になっていました。

転院・退職が頭をよぎる

気がつけばクリニックに通院し始めて半年が過ぎようとしていました。妊活を始めたタイミングからは2年が過ぎていました。しかし、全く妊娠の気配すらありません。そんな時、インターネットやクリニックの医師がコメントされている雑誌などを読みながらあることに気づきます。「そういえば、卵管造影検査も男性不妊の検査もしていない」と。

化学流産とはいえ一度は妊娠反応が出たこともあって、卵管造影検査と男性不妊の検査は必要ないと判断されたようでしたが、本当に検査をしなくてもよいのか？そんな疑問が私の頭の中を駆け巡りました。

片方の卵管が詰まっている可能性も否定できないし、男性不妊に関してもギリギリの数値の可能性もある。必要な検査がされていないことに対して疑念が大きくなっていきました。私自身の検査結果も口頭で問題なしと伝えられただけで、数値を見せてもらったわけではないことに対しても疑問が大きくなっていきます。

「なかなか排卵しないね」と言われながら繰り返される排卵誘発の注射、そしてそのための定時退社の日々。このまま同じことを繰り返していて、私は本当に妊娠できるのだろうか？　そして、そもそも卵管造影検査や男性不妊の検査は本当にしなくてもよいのだろうか？　もしかして「若い」からまだ必要ないと思われているのではないか？　通院のたびにそんな疑問が増えていきました。

そこまであれこれと思っているのであれば、直接医師に聞けばよかったのでしょうが、多くの患者さんがいて、流れ作業のような診療の合間で質問を挟むタイミングはありませんでした。また不妊カウンセラーなど医師以外に相談できる環境もないクリニックでした。今でこそ排卵誘発の注射を受けているタイミングで看護師さんに聞けばよかったかなと思いますが、当時は医師の診療方法を否定するような感じがして、質問することはできませんでした。現在不妊相談をお受けしていてもクリニックや医師に対して当時の私と同じように感じている人は少なくないのだという印象を受けます。

医師に治療に関して不信感を覚え始めたころ、頭の片隅に「転院」の2文字がよぎり始めました。ネットを通してさまざまなクリニックのホームページを調べていくにつれて今通院しているクリニックでは行っていない検査や治療があることを知ります。正直、人工授精はそこそこに体外受精へのステップアップも視野に入れ始めていたタイミングだったということもあり、同じ体外受精をするなら排卵誘発方法など**治療方法の選択肢の多いクリニックを選びたいという思い**もありました。

ただここで大きな問題にぶつかります。**仕事と治療の両立の問題**です。私の住んでいる場所から大阪や京都のクリニックに通おうと思うと、最低でも片道1時間半から……。ここに乗換えや駅からクリニックまでの時間を加算すると片道2時間は必要になります。往復で4時間。行きと帰りだけで半日仕事。仮に夕方の診療を狙って受診したとしても午後半休は必須の状態です。そして夕方の診療で通院すれば、帰宅するのは早くて21時、病院の込み具合によっては22時を超えるかな？　と。仮に仕事の調整がついたとしても、仕事を続けながらこの通院をするにはかなりの体力が必要になります。「**仕事か不妊治療か……**」大きく揺れ始めます。

どう説明したら理解してもらえる？　私のわがまま？退職を決意するまでの葛藤

不妊治療を始めて間もないころ、直属の上司にだけはクリニックへの通院について話をしていました。残業をしているのが当たり前の会社だっただけに（今は随分改善されているようですが）、繰り返す定時退社に不信感を持たれたくないというのが一番の理由でした。ただそのときは、そこまで通院が負担になるなんて思ってもみませんでした。月に2、3回定時で退社するくらいの気持ちだったと思います。

しかし自分の想像をはるかに超えた通院回数が待っていました。

そもそも残業をして回る業務量だったこともあり、当然、頻繁な定時退社で業務が回らなくなってきます。そこで再度、上司に相談することになります。しかし慢性的な人員不足ということもあり、出た答えは、新入社員を育ててあふれる業務を割り振っていってくださいというものでした。

上司としては、きっとそのときにできる最大限の提案だったと思います。一緒に働いている同僚はすでにかなりの残業量でしたから、他のメンバーに私の持っている業務を割り振るのは無理でした。

ただ当時の私は、妊娠への焦りもあり、精神的にもアップアップの状態。正直にいうと1日でも早く転院に向けて準備がしたいのが本音でした。そのためには、なんとか京都か大阪まで通院できる仕事環境を整える必要があると、焦る気持ちばかりが募っていきました。心の余裕が全くなかった私にとって、ここに新入社員の教育が加わることで、さらに業務負担が増えてしまったとしか思えませんでした。目の前に迫りくる繁忙期に焦りを感じていたのも事実です。このまま繁忙期に突入してしまえば、転院はおろかクリニックへの通院すらも難しいのではないか？　そんなふうにも考えていました。

当時はまだまだ妊活や不妊治療に関する認知の低いころ。部下から「不妊治療しています」と突然告げられても、上司としてどのように対応すればよいのかわからなかったのではないかと思います。そもそも「不妊治療って何をするの？　なぜそんなに通院が必要なの？　計画的に病院には通えないの？」そんな疑問すらあったのではないかと今なら思えますが、当時の私にはそんなことを考える余裕はありませんでした。

時間有給の適用、休暇制度、休職制度……いろいろと頭をよぎりましたがどれも会社側に提案することはありませんでした。どこまで理解をしてもらえるのか？という思いと、「そんな一個人のわがままにつきあってはいられない」なんて返事が上の方から返ってくるのではないかという不安が頭をよぎったからです。

それ以上に治療と仕事を両立することに疲れ始めていたのも事実です。周りには不妊治療の辛さも、注射の痛さも、通院の大変さも、周りが仕事をしているのに定時と言え途中で帰る心苦しさも……誰も共有できる人はいませんでした。**すべてを一人で抱え込まなければいけない。不妊治療とは孤独との戦いでもありました。**そんな生活を終わりにしたい……そんな気持ちの方が大きくなっていきました。

不妊治療退職　そしてその後

「そろそろ本格的に忙しくなってくる、早くなんとかしなくては、今のクリニックに定期的に通うのも難しくなってくる」

「治療を優先させるか、仕事を優先させるか」

「今仕事を優先させたら、次に治療を再開できるのは35歳くらいになるかもしれない」

「子どもはもう自然に任せるか……」

「子どもを持たないという選択肢もあるが……」

そんなことを繰り返し、繰り返し考えていました。当時我が家には間仕切りをしていないただ広いだけの物置代わりになっていた子ども部屋がありました。その子ども部屋を眺めながら、この部屋は必要なかったのかもな？　なんて思っていたことを今でも思い出します。

自分の中で仕事か不妊治療か……答えを出せずに一人悩んでいたときに、社内で起きたあるできごとをきっかけに一気に気持ちは退職へと動き出します。今思い返せば衝動的な行動だったのかもしれません。しかし、それでも何かきっかけがなければ、モヤモヤした気持ちを抱えたまま一旦不妊治療を中断する選択を取らざるをえなかったかもしれません。そう思うと「あの決断は当時の選択としては最善の選択だったのかもしれない」と9年経った今、ようやく思えるようになりました。**それくらい仕事は私の生活の中で重要な位置を占めていました。しかしその重みに気づいたのもまた仕事を辞めてからだったのです。**

実はクリニックの転院を視野に入れて仕事を退職したのですが、すぐには次の行動に向けては動き出しませんでした。仕事を退職したことで治療と仕事の両立という忙しい日々から解放された私は、少し一息つきたかったのかもしれません。京都や大阪のクリニックに転院すればまた3~4時間かけてのクリニックへの通院が始まる……。心休まる暇もないまま、慌ただしい日々を繰り返すのは嫌だ。そんなふうに思っていたのかもしれません。しばらくは同じクリニックの午前診療に通い始めました。

午後診療の医師は産科が主の医師だったのですが、午前診療の医師は不妊が専門の医師だったからです。医師を変えれば「もしかしたら別の治療が提案されるかも?」という望みがあったのも事実です。そして休暇を取らないと受けられなかった卵管造影検査だけでも近くのクリニックで受けてしまおうと考えたのです。一般的に卵管造影検査後の一定期間はゴールデンタイムと呼ばれ、妊娠しやすくなる期間とも言われています。この期間をタイムリミットと定め、しばらくは同じクリニックの午前診療に通いながら転院のための情報収集を始めました。

このときに初めて妊活当事者のネットコミュニティに参加しました。当事者同士の情報交換から出てくるクリニック情報はかなり貴重なものでした。仕事をしていると、それらの情報にたどり着くことすら困難だったと今になっては思います。ただ、当事者同士の情報交換やコミュニティにもメリット・デメリットがあります。3章でもう少し詳しくお話ししたいと思いますが、その辺りを見極めながら上手く活用していくことも必要です。

そしてそんなゴールデン期間もいよいよ終わりに近づき、転院先のクリニックの候補も絞れてきていよいよ転院か……というタイミングで妊娠がわかるのです。妊活を始めて3年、クリニックに通院し始めて1年が過ぎていました。なぜ妊娠に至るまで3年もかかったのか？　何が私の妊娠を遠ざけていたのか？　それは結局わからないままでした。中には働き過ぎだったんだよという人もいますが、それも結局のところはわかりません。ただ「妊娠できた」という事実があるだけでした。

ただ、最近この話はあまりSNSやブログ等ではしないようにしてきました。確かに私の会社員時代の生活はひどいものでした。仕事優先のため、食事も適当。気づけばリビングのソファーで朝を迎えるという日も少なくありませんでした。このような生活が妊娠を少なからず遠ざけていたのかもしれません。しかしこれを証明する科学的な根拠は何もありません。退職後の私以上に食べるものに気をつけ、睡眠に気をつけていてもなかなか妊娠しない人もたくさん知っています。**妊活や健康をビジネスにされている方の中には必要以上に「食」や「生活習慣」にこだわる方もいます。しかしそれだけでは解決しないこともたくさんあるのです。**だからこそ「仕事を退職したから妊娠できた」という情報が勝手に独り歩きしてほしくなく、あまり妊娠の経緯には触れてこないようにしてきました。

仕事と治療の両立に悩む人は決して少なくありません。**私のこの話を聞いて、「仕事を辞めてストレスから解消されれば、妊娠できるかも?」とは思わないでほしいのです。**もちろん時には退職という選択が必要な時があるかもしれません。しかし、可能な限り、仕事と治療が両立できる方法を模索していってほしいと願っています。**それは私自身が不妊治療退職の選択が本当に正しかったのだろうか? と**

ずっと悩み続けた当人だからです。今でも仕事と治療が両立できる環境があればよかったのに……と思うことがあります。

自分の居場所を求めてさまよい続けた日々

退職後しばらくは、不妊治療のこと、妊娠・出産・子育てのこと以外考える余裕もなく過ぎていきました。退職後しばらくして妊娠した私でしたが、妊娠生活は思い描いていたほど順風満帆なものではありませんでした。つわりも落ち着き出産まで少しは好きなことでもしようかな？ と思っていた矢先に生理2日目ほどの出血が起こり切迫流産と診断されます。原因は胎盤が子宮口にかかっているからというのが医師の説明でした。今産まれてきたら育たないからね……と言われ全身から血の気が引いていったのを今でも思い出します。確か妊娠17週のできごとでした。安静期間は1ヶ月ほどで済んだものの、その後は無事に正産期までお腹の中にいてくれることをひたすら祈りながら過ごす毎日で、その後のことに思いを巡らす余裕はありませんでした。

無事に産まれてきてくれたその後も、体力が戻らないまま子どもの育児へ突入しました。日々の育児に追われ、それこそ記憶のない半年、1年弱を過ごします。

そんな日々を過ごしている間に、退職をしてから2年が過ぎていました。支援センターや育児サークルなどで出会う同じ時期に出産したママさんの間では、保活の話題や仕事復帰の話題が出てくるようになります。当時は育休復帰支援に力を入れようという社会の流れもあったのか……たびたび雑誌などでも仕事と子育ての両立が取り上げられたり、出産後も仕事を続けるべきなんていう話題が取り上げられたりしていました。また私の地域だけだったのかもしれませんが、育休中のママを対象にした子育てセミナーやイベントがあったり、育児サークルでも仕事復帰ママとそれ以外のママに分けられたり、**「あー、自分には戻る場所はないのだ……」という現実をたびたび突きつけられました。**

ここでようやく「仕事を失ったこの先の人生」について考えることになります。と同時に改めて自分の中で仕事の占める割合の大きかったことに気づくのです。

子どもが1歳半になった春に、臨床検査技師の資格を活かして十数年ぶりに健診の仕事に再就職しました。しばらくは実家の両親に子どもをお願いし、週2回ほど健診の現場で働いていました。保育園は待機児童が多く、私のように一度正社員を退職したものが入園できるような余力はありません。ここでも不妊治療退職を選択した現実をまざまざと突きつけられたのです。

週2日ほどの健診の仕事に行きながら、「このままこの仕事を一生続けるのか？」と自問自答を繰り返しましたが、10年後、20年後も働き続けている未来を思い描くことはできませんでした。と同時に、なぜもう少し前職で仕事と治療の両立を頑張らなかったのだろうか？　という思いばかりが募っていったのです。我が子はとても愛しい存在です。それでもときには、「仕事を失ってまで私は本当に子どもが欲しかったのだろうか？」と思うときすらありました。今でこそあの時にできる中で最善の選択をしたのだと思っていますが、産後数年間はずっとそのような思いが頭の中を駆け巡り続けることになります。

もちろん前職と同業の職種への再就職も考えました。しかし再就職を望む女性に時短勤務はほぼ適用されません。時短が可能なのはその会社で働き続け、育休復帰をしてきた女性でないとなかなか難しいのが現状です。今後この辺りの制度が改善されることを望んでやみませんが、当時は子どもがいる女性の再就職の厳しさもまた改めて痛感することになりました。一度キャリアを失ったら、戻る場所はないのだということをまざまざと見せつけられたのです。

再就職を模索しながらも、私の頭の中には会社員時代から漠然と思い描いていたものがありました。それは「妊活や不妊で悩む人をサポートできる仕組み」を社会に作りたいという思いでした。私のように、妊活や不妊治療で悩む人、仕事を辞めざるをえない人を一人でも減らしたいという思いから……「不妊支援」を主とした個人事業をスタートさせました。科学的根拠に乏しいスピリチュアル的な話は仕事には持ち込まないようにしているのですが、「不妊支援」が私に与えられた「使命」なのかもしれない……。最近はようやくそんなふうに思えるようになってきました。私を必要としてお仕事の依頼をくださる方が増え、ようやく私にも社会に居場所があるのだと思えるようになったからかもしれません。

現在は県で妊活・不妊治療の講演会の講師をさせていただいたり、大阪で妊活のイベントを開催したり、ネットコラムの掲載企画をいただいたり、不妊相談の窓口をサポートさせていただいたり、最近では不妊支援を行う企業のチームの一員として活動することも増えてきました。

治療と仕事の両立が可能な社会を目指して

生きがいは人によってさまざまです。でもその生きがいは失ってはじめて気づくことも少なくありません。そしてその失ったものの多くは二度と同じ形では手に入りません。だからこそ不妊治療と仕事の両立に悩んでもすぐに退職を選ばないでほしいといつもお伝えしています。

ただ、それでは不妊治療退職を選んだらもう何も残っていないのか？　と言われたら、そうではありません。もちろん不妊治療退職を後悔しなかったか？　と聞かれれば、後悔したときもありました。でも、それはいつか過去のことになる。不妊治療で前職を退職して10年。ようやくそういう気持ちになることができました。過去を振り返っていてばかりでも仕方ない、そう思って、前を向いて走り続けてきました。

ただ、私と同じように悩む人をこれ以上増やしたくはありません。**この先は、不妊治療で退職を選ばなくてよい社会をつくることが私の目標です。**

そして何より私がひたすら走り続けてこれたのは、家族の支えがあったから。
私の選択を何も言わずに応援してくれた家族には感謝しかありません。

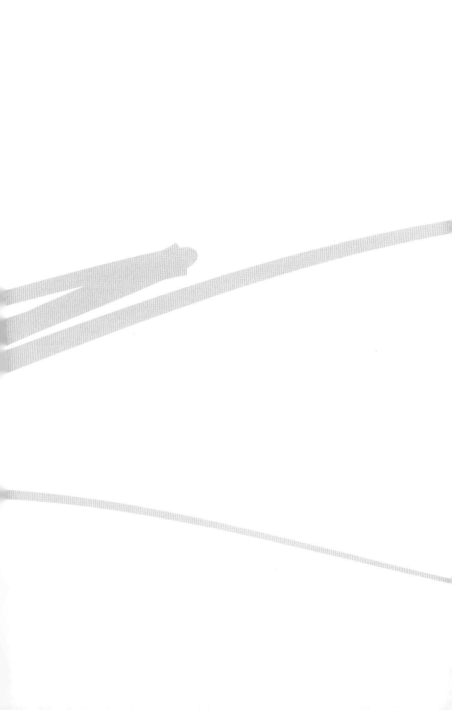

第3章

キャリアと不妊治療を両立させるために知っておきたいこと

妊活を始める前にチェックしておきたい5つのこと

「妊活を始めよう」と思ったときに、最初にチェックしてほしいことがあります。

1．生理周期は安定している？　婦人科疾患はない？

不妊の定義は一般的に1年と言われています。そのためか、中には1年経たないとクリニックに行ってはいけないと思われている方もいます。1年はあくまでも目安で35歳以上であれば半年、40歳以上であれば妊娠を望んだタイミングで受診を検討してほしいのですが、それはあくまでも生理周期に乱れがなく、子宮筋腫や子宮内膜症などの婦人科疾患がない場合です。正常月経周期（生理周期）は25日〜38日と言われていますが、例えば、2ヶ月に1回ぐらいの頻度でしか生理がこないなどの場合や、月に2回生理がきてしまうなど、正常月経周期（生理周期）から外れる場合は、1年待たずに受診を考えることをお勧めしています。それ以外にも過去に子宮内膜症や子宮筋腫などの診断されている場合などもできれば早めにクリニックに行くことをお勧めしています。中には「なぜ？　1年経ってないのに受診したの？　若いんだから……」という医師もいますが、その場合はそのクリニックには縁がなかったと思い、違うクリニックを受診してみてください。

2. 男性もセルフキットでチェックしてみよう

女性の場合は、生理周期や生理痛などでセルフチェックが可能ですが、男性の場合は性欲がある、精液が出ているだけでは、精子に問題があるかないかは確認できません。最近はネットやドラックストアなどで男性の精子を測定するセルフキットが手軽に入手できるようになりました。妊活をスタートするタイミングに一度セルフキットでチェックしてみてください。セルフキットでは精液検査のすべての項目を補うことはできませんが、精子数や運動率に関してはチェックが可能です。精子がほとんどいない、またはほとんど精子が動いていないとなると、妊活期間が無駄になってしまいます。このような場合はまずは男性不妊専門の医師を受診してください。また**セルフチェックキットでは問題なくても、一定期間妊娠しない場合は、男性もクリニック等で再度検査を受ける必要があります。**セルフキットはすべての男性不妊検査の項目を網羅しているわけではなく、あくまでも最初のチェックだと思ってください。ですから、**女性が不妊クリニックに検査を受けている場合は、男性も簡易キットでの検査ではなく、クリニックで検査を受けるようにしましょう。**

3．夫婦で意志の統一をしておこう

治療をスタートする際に、まずは夫婦間でしっかりと話し合うことが大切です。よくあるのが、妻は体外受精までしてでも子どもを望んでいるが、夫はそこまでは

考えていないというような場合です。また、最近のご相談では、1人目は体外受精をしたが、2人目、3人目で治療に対する考え方がすれ違ってくるというお話を伺うことも増えました。

・子どもは何人欲しいのか？
・治療してでも子どもが欲しいのか、それとも自然に任せるのか？
・治療する場合は、どこまでステップアップを考えているのか？
・2人目、3人目も治療をするのかどうか
・治療に費やせる費用はいくらまでか？

特に体外受精となると、あっという間に100万単位でお金が必要になってきます。治療の最中に意見の違いで揉めないためにも事前に夫婦の間で意志の統一をしておくことをお勧めしています。

4. いつまで治療を続ける？

3の夫婦での意志統一につながる部分もあるのですが、いつまで治療を続けるのかは当事者にとって大きな問題です。もちろん治療費用の問題も出てくるでしょう。何歳までと年齢で区切るのか、治療回数を一つの目安にするのかは人それぞれです。国内で可能な検査と治療にすべてチャレンジしたいという人もいるでしょう。採卵できなくなるまでという人もいるかもしれません。**不妊治療の渦中に飲み込まれてしまうと、冷静にやめ時を判断できなくなる場合もあります。**治療を始める段階で、一度ざっくりでもいいので、やめ時を含めた治療全体の流れをシミュレーションしてみることをお勧めしています。もちろん、治療を始めれば思っていた通りにいかないことも多々あるでしょう。それでも夫婦で最初に全体の流れをイメージしておくことで、闇雲に時間とお金を費やさずにすむのではないかと思うのです。

5．養子縁組などの選択肢について

治療にのめり込んでいくと、それ以外の選択肢が見えなくなってしまうことがあります。血のつながった子どもが欲しいのか、それとも血のつながりはなくとも子どもを育てたいのかでその先の選択肢が変わってくることがあります。その一つの選択肢に特別養子縁組があります。もちろん特別養子縁組は子どものための制度であり、不妊治療患者のための制度ではありません。それも含めてしっかりと考えることが必要になってきます。もし特別養子縁組を行う場合、準備期間に一定の期間が必要になりますし、望んですぐに養子縁組が可能なわけではありません。特別養子縁組も視野に入れている場合は、早いうちからの準備が必要になってきます。突然養子縁組したい……と言ってすぐにできるわけではないのです。

それ以外にも、今後法整備が進んでいくと思われる精子提供や卵子提供、現段階では国内では認められていませんが、代理母出産という選択肢もあります。**後々、そんな選択肢があったのか……とならなくてすむように知識として持っておく**とよいかと思います。

最初の検査は夫婦一緒に受けるのが妊娠への近道

ここ数年で、ようやく**不妊検査は夫婦で一緒に**受けましょうと言われるようになってきましたが、まだまだ男性不妊検査が後回しにされているなと感じることが多々あります。実際にアンケート結果（回答512件）でも夫婦で同じタイミングで検査を受けた人は49・2％です。後から検査を受けた人が44・5％、検査を受けていない人が6・3％います。最初に同じタイミングで検査を受ける人は半数しかいません。これでもきっと昔よりは増えたのでしょうが……。

同じタイミングで検査をしなかった理由としては（複数回答可）、1位「なんとなく妻が先に受けた」が47・7％で最も多く　2位「まずは女性から受けるものだと思っていた」が35・3％、3位「夫が検査に抵抗があった　24・4％、4位

1位　なんとなく妻が先に受けた　47.7%
2位　まずは女性から受けるものだと思っていた　35.3%
3位　夫が検査に抵抗があった　24.4%
4位　夫の仕事が忙しくて受けられなかった　17.8%
その他
クリニックの方針で女性から検査を勧められた
男性の検査には積極的ではなかった

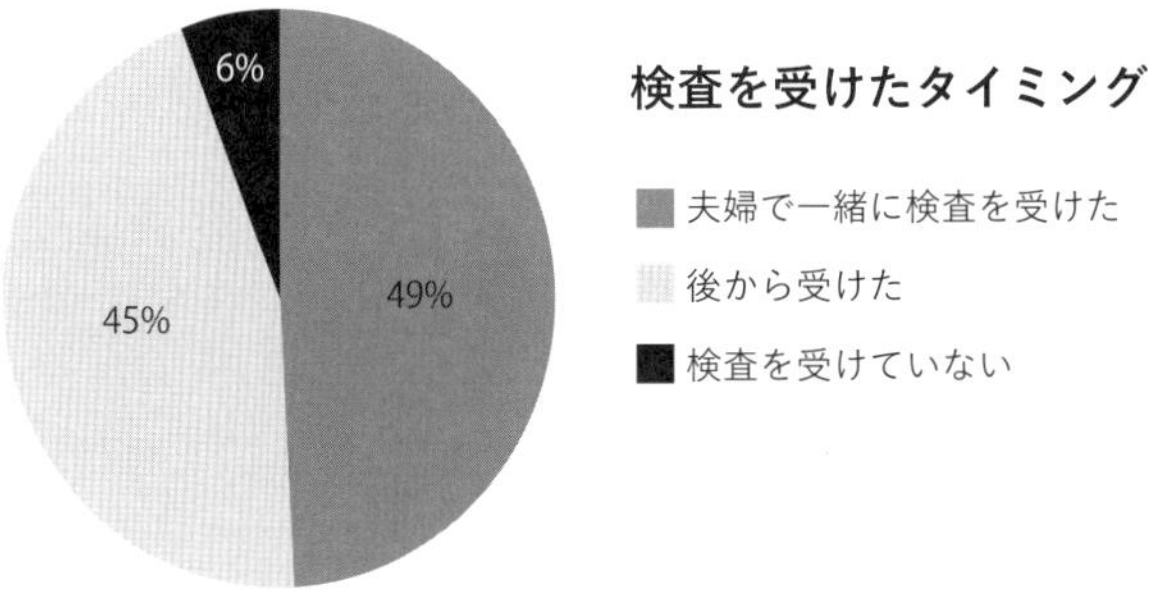

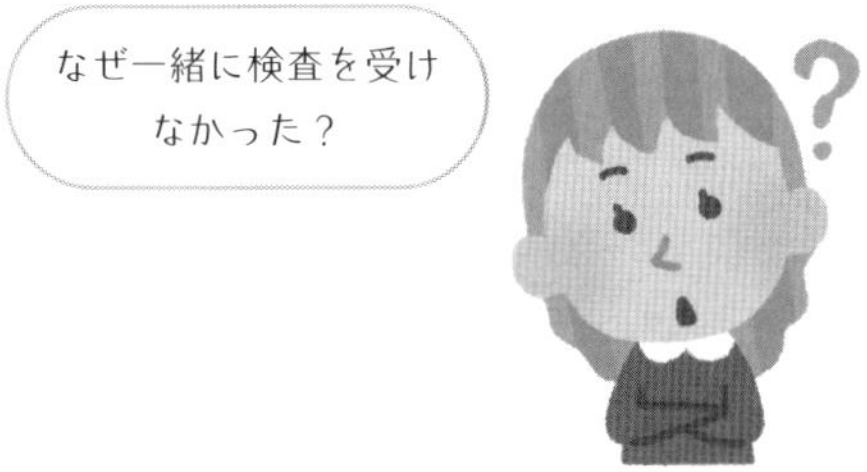

夫の仕事が忙しくて受けられなかった」17・8％、という項目が上位にあがっていています。それ以外にもクリニックの方針で女性から検査を勧められた、男性の検査には積極的ではなかったという回答も多く見受けられました。

クリニックによっては男性の検査をお願いしても消極的なところもあるようですが、ぜひ**スタート時に夫婦で一緒に検査を受けてほしい**と思います。クリニックの初診予約時に男性の検査も可能かどうか確認してから受診することで、受診してから男性の検査をしてもらえなかったということが減ると思います。

仕事で忙しい、検査の勇気が出ない……男性側にもいろいろな理由や思いがあるでしょうが、女性はもっと痛くて恥ずかしい検査をたくさん受けます。ぜひ、二人で一緒に検査を受けにいってほしいと思います。

というのも、男性の精子の数が少ない、運動率が悪いなどが1年後や2年後にわかった時、**それまでに費やしてきた時間や検査や治療がすべて無駄になるからです。**タイミング治療だって、排卵誘発剤を使用すれば年間でそれなりの金額になります。

それに何より、精子も卵子も「今」が一番若いのです。1年前、2年前に男性の検査もしていれば……と後悔してもその時間は取り戻すことができません。そんな後悔をしないためにもぜひ一緒に検査を受けにいってほしいです。そして、**何か問題が見つかれば、専門の医師を受診してください。**状況によっては必ずしも体外受精や顕微授精が必要になるとは限らず、治療をすれば自然妊娠が可能な場合もあります。

退職することのメリット・デメリット

不妊治療と仕事の両立に関してご相談をいただくことがたびたびあります。そして多くの方は「仕事を辞めなければ仕方ないですよね……」と仕事を辞めることを前提でご相談されることも少なくありません。最終的に仕事を続けるか辞めるか決めるのはご本人ですが、最初にお伝えさせていただくのは、「仕事を辞めないで治療を続ける方法を考えてみてください」ということです。もちろん、もう仕事はやりきって未練はないという方や、治療関係なく辞めたい方、一旦仕事を辞めても今の経歴で同職種に再就職が難しくない方などは退職することを前提で考えていってもよいかもしれません。でも多くの人は「仕方なく辞める」ことがほとんどです。もしくは疲れ切って辞めること以外考えられない人もいるでしょう。当時の私がそうであったように……。ただ心のどこかに少しでも「本当は辞めたくないのだけども……」と思っているのであれば、仕事を続けながら治療を続ける方法をまずは模索してみてください。

不妊治療退職にはメリットもありますが、長い目で見ればデメリットの方が多い人も少なくありません。そしてそのデメリットは今は気づかなくても、5年後、10年後と時間が経ってからわかってくることもあります。

ここでは不妊治療退職に関して、どのようなメリットやデメリットがあるのかあげて考えてみたいと思います。よろしければみなさんもご自身にとってのメリット・デメリットを書き出してみてください。この方法はご相談くださった方にもやっていただく方法です。

《不妊治療退職のメリット》

・仕事と治療の調整に悩まなくてすむ
・周りのメンバーへ迷惑をかけてないか？　などの不安から解放される
・仕事でのストレスが減り、治療のことだけを考えられる
・クリニックの指示通りに通院が可能になる
・遠方へのクリニックに転院が可能
・不規則な働き方をしていた場合、生活リズムが整えやすくなる
・健康を害するほどの働き方（過労）だった場合は、基本的な健康を取り戻すことが可能

《不妊治療退職のデメリット》

・仕事を退職したからと言って必ずしも授かるわけではない
・高額な治療費の捻出が難しくなる
・生活が治療一色になりストレスを感じることも
・再就職を考えたときに以前と同等の条件での再就職は難しい
・子どもを授かりもう一度働きに出ることを考えた際に、保育園問題や時短勤務などで自分の条件にあった仕事をみつけることが難しい
・今まで積み上げてきたキャリアを失う。再就職がゼロからのスタートになることも

メリット・デメリットを見比べてみてどうでしょうか？　不妊治療退職のメリットはやはり仕事と治療の調整から解放されるというのが一番大きいかもしれません。それに伴い、望んだクリニックへの転院が可能になったり、治療のステップアップ

が可能になったりと治療が進めやすくなります。また、会社や同僚に気を使う必要がなくなりますので、それらのストレスから解放されるというのも精神面では大きなポイントの一つとなるでしょう。

その反面、不妊治療退職のデメリットはそのときよりその後に影響してきます。治療中に大きく影響を及ぼすのは治療費かと思います。今後、保険適用になってもそれなりの治療費が必要になってきます。それに治療や検査すべてを保険でカバーできるとは限りません。「仕事を退職したことで時間は自由になったけど、治療費の捻出が……」となれば、それは本末転倒かもしれません。

そして何よりもう一度働きたい、働こうと思ったときに、以前と同等の条件や仕事内容での再就職が難しくなる可能性が高くなります。今まで積み上げてきたキャリアがリセットされ、ゼロからのスタートになる場合もあります。不妊治療退職の一番のデメリットはこの点だと私は感じています。都市部であれば正社員夫婦でないと保育園の入園すら難しいかもしれません。働き続けていれば取得できた時短勤務も、再就職ではその取得が難しい場合もあります。候補者が複数名いれば、時短勤務の必要ない人が優先的に採用される可能性もあります。

不妊治療真っただ中のときは、「辞めてもなんとかなる……再就職もなんとかなるだろう。でも治療は今やらないと後悔する」、そう思う人は少なくありません。そして私もそう思った一人でした。しかし現実は大きく違ったのです。

「もう十分に働いたし、今までのように働くつもりはもうない……」、そう自分の中で言い切れてしまうのであれば、不妊治療退職も一つの選択肢だと思います。しかし、子どもが授かればもう一度同じように働きたいと考えているのであれば、なんとか不妊治療と仕事が両立できないかを模索することをお勧めします。

不妊治療と仕事を両立させるためにはどうしたらいいのか？　次からはその方法についてお伝えしていきたいと思います。

キャリアと不妊治療を両立させるための7つのポイント

不妊治療は情報戦です。

キャリアと治療を両立するためには、情報を賢く取捨選択することが求められてきます。そして、**不妊治療を長期化させないことが、治療と仕事を両立させるためには大切なポイントになってきます**。2年や3年であれば頑張れることでも、これが5年、10年となれば……頑張り続けることが難しくなってきます。ここでは妊活や治療を長期化させずに、キャリアと不妊治療を両立させるための7つのポイントについてお伝えしていきます。

1．妊活スケジュールを自分の中で立てる

妊活や治療を進める中で回数や年数にいくつかの目安があります。**妊孕力は男女とも年齢とともに低下していきます。**そのため、**同じ治療ステップで長期間足踏みをしていることは、妊娠を遠ざけることになってしまう場合もあります。**

こちらの妊活や治療の進め方はあくまでも目安ですが、30歳の女性であれば、自己流の妊活は1年程度、そこで妊娠しなければ、早めにクリニックで検査を受けた方がいいでしょう。都市部のクリニックは初診予約まで数か月待ちなんてこともありますので、自己流の妊活半年程度からクリニック探しや必要に応じて、クリニックの初診予約を先に済ませておく必要があります。検査で特に問題がなければ、タイミング治療からスタートすることが多いですが、タイミング治療は半年から1年、人工授精は3回から6回程度、体外受精は3回から6回ぐらいを一つの目安として、自分の中で治療スケジュールを立ててみましょう。そして区切りのタイミン

グで、この先どのように治療を進めていくのか？　転院するのか？　などを軌道修正していきます。本来はクリニックがしてくれるはずの治療スケジュールのコントロール。しかし、残念ながらそこまで手を差し伸べてくれるクリニックは多くありません。クリニック任せに治療を進めていれば、気がついたら十分なステップアップもないまま、3年以上過ぎていた……なんてこともありえるのです。

体外受精での成績は32歳を過ぎたあたりから低下し始めます。そのことを考えると、32歳を過ぎていれば、自己流の妊活は半年程度を目安に、不妊検査を受けることを考え始めた方がいいかもしれません。また、37歳を過ぎると体外受精での妊娠率はさらに急激に下がっていくことになります。37歳以上であれば、子どもが欲しいと思ったタイミングでまずは不妊検査を受けるのも一つの方法ですし、40歳以上であれば最初から体外受精を視野に入れて動き出してみてもいいかもしれません。

妊活は年齢に合わせた進め方が大切になってきます。アラフォー世代が30歳の人と同じようにステップを踏んでいる余裕は残念ながらありません。自己流妊活に1年、タイミング治療に1年、人工授精に半年、ここまでで2年半です。その間にも妊娠率は下がり、いざ体外受精にチャレンジしようと思った時には卵子がとれないなんてなんてことも起こりえます。

まずは自分の年齢にあった妊活や治療スケジュールを立てることから始めましょう。

2. 遠回りしないためのクリニック選び

治療はできるだけ長期化させないことが、仕事と治療を両立させるうえで大切なポイントになってきます。そのための大きなポイントの一つがクリニック選びになります。このクリニック選びで最初につまずいてしまうと、時間もお金も無駄に費やしてしまいます。だからこそクリニック選びは慎重に行わなければなりません。

クリニックを選ぶ基準は？

数あるクリニックの中から自分に合ったクリニックを選ぶのは、とても大変です。まずは何を基準にクリニックを選べばよいのかわかりません。そのうえ、クリニックのホームページなどで開示されている情報に差がありすぎて、本当に知りたいことが必ずしも書いてあるとは限りません。このクリニックで自分が望んだ治療を受けられるのか？　ホームページを見ただけでは判断に迷うクリニックも少なくありません。それでも、私達が治療を受けるには、数あるクリニックの中から自分に合ったクリニックを選ばなければならないのです。

ではたくさんあるクリニックをどのような基準で選んでいけばよいのでしょうか？　最近はネットコラムやネットニュースなどでも不妊治療の話題が多く取り上げられるようになってきました。そしてクリニックの選び方を目にすることも少なくありません。その中でもよく書かれているのが「まずは、無理なく通えるクリニックを選びましょう」という一文です。いつもこの一文を読むたびにちょっと待って……と思います。確かに「無理なく通える」というのは大切です。通院に2時間も3時間もかかれば、治療に通うだけで1日が終わってしまいます。仕事との両立も難しくなるでしょう。また、例えば九州から東京のクリニックに通おうと思えば、時間だけではなく通院にかかる費用だけでも莫大な金額になってしまいます。確かに「通いやすさ」は大切ですが、「通いやすさ」だけを最優先してクリニックを選ばないでください。

不妊の相談をお伺いしている時も通院しているクリニックの話になることがあります。その時に多くの方が「職場から近かったから」、「自宅から近かったから」選んだと話されます。そして「このまま今のクリニックに通っていてもよいのか不安です」という相談を伺うことも少なくありません。正直なところ、クリニックに通院してみて初めてわかることも少なくありません。いろいろと調べて行ったのに「あれ?」と思うこともあるでしょう。そんな時は転院も視野に入れる必要があります。**通いやすさを優先してクリニックを選ぶのであれば、転院を考えたほうがよ**

い基準やタイミングもきちんと把握しておくことも必要です。

次からは、クリニックを選ぶ際に押さえておきたいポイントをいくつかお伝えさせていただきます。

1　可能な限り「不妊専門」のクリニックを選ぶ

不妊クリニックと一言で言ってもクリニックの形態は本当にさまざまです。まずは不妊治療だけを専門にしているクリニック。このようなクリニックはたいていの場合、タイミング治療から体外受精までの治療が可能です。ただ東京などの都市部だと体外受精専門のクリニックもあります。初め、て不妊クリニックに行く場合はタイミング治療から可能なクリニックを選びます。

その次が産婦人科と不妊専門外来を併設しているクリニック。このタイプのクリニックが少しややこしくなってきます。併設とはいえメインは産婦人科というクリニックもあれば、不妊専門外来が完全に独立して生殖医療の専門医もしっかりと常駐しているクリニックもあります。

このようなクリニックの場合は、**①体外受精までの治療選択があり、体外受精の実績があるか？　②治療や検査の選択肢はあるか？　③生殖医療の専門医はいるか？**　などをチェックしてみてください。中には体外受精の看板を掲げながらも胚培養士がいないなんてクリニックもあるようです。産婦人科と併設の不妊クリニックでも挙げた3つが揃っていれば選択肢に入れてもOKでしょう。逆に人工授精までしか、行っていない、治療の選択肢があまりない、生殖医療専門の医師がいないなどであれば、他のクリニックも検討に入れた方がよいでしょう。地域によっては（特に地方）、不妊治療単体の専門クリニックがなく、産婦人科と併設のクリニックもありますので、ホームページなどでどのような治療方針か確認してみてください。

そして最後が、産婦人科や婦人科外来の中で不妊相談を行っているクリニックです。このようなクリニックは、大抵の場合がタイミング治療か人工授精までしか行っていません。また、検査も十分ではない場合があります。妊娠前からのかかりつけの婦人科ならともかく、これからクリニックを選ぶ場合にはあまりお勧めできません。もしどうしても近くに不妊専門のクリニックがなかったり、仕事と治療の両立の兼ね合いで、このようなクリニックを選ぶ場合は、ある程度の期間を目安に転院も視野に入れておくことが必要です。とはいえ、**男性不妊検査や卵管造影検査などを行っていないクリニックはお勧めできません。**これらの項目で不妊の原因が見つかった場合、そのクリニックに費やした時間とお金が無駄になってしまうからです。

それ以外には大学病院や総合病院などの選択肢があります。大学病院や総合病院も基本の選び方は同じです。どこまで治療が可能なのか？　生殖医療専門医はいるのか？　などを確認してみてください。総合病院の場合は大学病院から医師が派遣されていることもあるので、人工授精までは近くの総合病院、体外受精は大学病院へ紹介ということが可能な場合もあります。特に男性不妊の専門医は大学病院に所属していることも多いので、男性不妊専門の医師を探す場合は、大学病院も選択肢になります。大学病院や総合病院の場合は紹介状がないと受診できない場合もあるので、受診前には一度確認してみてください。

2　男性不妊の専門医と連携はあるか？

不妊で悩むカップルを調べると、男性の約半数に不妊の原因があるといわれています。ようやく不妊治療は二人で行うものという考え方が一般化されてきました。クリニックを選ぶ際も、本来であれば男性不妊専門医がいるクリニックを選ぶのがいいのですが、実は男性不妊専門の生殖医療医は日本には数えるほどしかいません。地域によってはゼロという県もあります。県に1人か2人しかないというところも少なくありません。男性不妊専門医がいるクリニックに夫婦で通うというのがベストでありながら、実は現実的な選択肢ではありません。ただ、男性不妊の専門医と連携しているクリニックは増えてきています。近くにそのようなクリニックがあれば、クリニック選びの選択肢に入れておくとよいでしょう。

ただしクリニックを選ぶときは、**男性不妊外来がなくても、男性不妊の検査を必**

ず行っているクリニックを選びましょう。そして精液検査の結果に問題があることが検査でわかった場合は、男性不妊専門の医師がいる病院を受診しましょう。ちなみに男性不妊の専門医は泌尿器科の医師ですので、専門の医師を探す場合は不妊クリニックだけではなく、泌尿器科もチェックをしてみてください（＊3）。

男性の精子に問題があると十分な検査をしないで、体外受精や顕微授精を勧めるクリニックもありますが、まずは男性不妊の専門医のいるクリニックで詳細な検査を受けることが先です。本来であれば、検査をしたクリニックが紹介状を書いてくれるとよいのですが、まだまだそこまでしてくれるクリニックは多くありませんので、自分たちで判断して行動する必要があります。

＊3　生殖医療専門の泌尿器科医一覧はこちらから確認できます。
http://www.jsrm.or.jp/qualification/specialist_list.html

3　選択肢の多いクリニックを選ぶ

不妊治療はオーダーメイド医療と言われるぐらい、一人一人で違ってきます。ですから、選択肢の少ないクリニックより、選択肢の多いクリニックを選んだ方が後々転院しなくて済む可能性が高くなります。選択肢でわかりやすいのは、体外受精の排卵誘発法でしょうか。排卵誘発法は大きく3つの方法に分けられます。自然周期採卵、低刺激採卵、高刺激採卵です。特定の採卵方法しか行わないクリニックもあれば、個々の状態にあわせて採卵を行うクリニックもあります。**正直なところ、何が自分にあっているのかはやってみないとわかりません。**だからこそ、何か一つの方法に絞ったクリニックより、個々にあわせて採卵方法が選択できるクリニックの方がお勧めです。大抵の場合、体外受精説明会を行っていますので、説明会に参加して医師の方針を聞いてから考えるのも一つの方法です。それ以外にも追加の検査はクリニックによって方針に違いがあります。必ずしもすべての検査が必要ではありませんが、のちのち「あの検査を受けたい」となったときに通っているクリニックで受けることができる方が、セカンドオピニオンや転院の必要性もなく負担は少なくなります。また、時間的ロスも少なくなります。**体外受精の方法や不妊に関わる検査、知識や情報があるかないかでクリニックの選び方が変わってきます。それが結果的に妊娠に至るまでに費やす時間やお金にかかわってくることになるのです。**

4　クリニックの成績はあくまでも参考程度に

実はクリニック選びにおいて、クリニックの治療成績を気にされる方は結構います。実績のあるクリニックで治療を受けたい……というのは誰もが持つ共通の想いです。しかし、「あくまでもクリニックが開示している成績は参考程度にとどめておいてください」と、ご相談者さんにはいつもお伝えしています。

それは、**クリニックの成績の出し方に共通のルールがないからです。**不妊治療の成績は、年齢はもちろんのこと、子宮内膜症や早発卵巣不全などの疾患を持っているか、男性不妊の有無などによって大きく変わってきます。また採卵からの妊娠率なのか？　それとも移植からの妊娠率なのか？　によっても成績は変わってきますし、妊娠も血液検査値の判定なのか？　胎嚢確認なのか？　心拍確認なのか？　によっても変わってきます。

共通のルールが決められて、それに乗っ取って成績が開示されれば、クリニック選びの参考になるでしょうが、現状ではそのようなルールはありません。ただ、クリニック選びにおいて、そのクリニックの実績と成績はかなり重要な指標になることは間違いありません。だからこそ統一した指標とクリニックごとの成績開示を求める声も上がっています。しかし、現状ではクリニックの成績は参考程度に……としか言えません。**ただし、年間どれぐらいの体外受精の実施件数があるのかは確認できればしておいてください。**体外受精を看板に掲げていても1年間に数件も実施していないなんてクリニックもあるようですから。

5　実際にクリニックに通っている人がいたら直接話を聞いてみよう

選択肢に挙げているクリニックに通っている人が身近なところにいるなら、直接話を聞いてみるのも一つです。クリニックの待ち時間や医師や看護師や受付の対応なども知ることができます。クリニック選びで後悔した点に「医師やスタッフの対応が悪かった……」という声も少なくありません。ただ対応や感じ方は個々の主観も入るので、注意は必要です。でも、みんながみんな、あまりよくない評価をするクリニックは「何かあるのだろう……」と最初から候補から外すのも一つです。また、治療方法そのものは個々によって違うので、他人の体験談はあまり参考になりませんが、クリニックの雰囲気や検査の種類やステップアップの進め方を知るには、参考になる点が多くあると思います。当事者同士のコミュニティは一つ間違うとトラブルに発展したり、険悪な雰囲気になることもあるので注意が必要ですが、うまく活用すれば、口コミサイトではわからないリアルな情報が手に入ることが結構あります。そのようなコミュニティを賢く活用するのも一つの手です。

6　単純に治療費だけでの比較はお勧めしません

各クリニックのホームページを見ていると治療にかかる費用が掲載されていることがあります。費用がわかると比較したくなるかもしれませんが、単純に治療費だけで比較することはお勧めしません。そもそもクリニックのホームページに記載されている治療費は最低限の金額であることも多く、そこに注射の費用などを追加していかなければならない場合がほとんどです。採卵や受精、凍結に関する費用も記載方法がクリニックによって違うため単純には比較できません。**クリニックの費用を比較するには、ある程度の知識が必要になってきます。**

実は7番目に加えたかった項目があります。それは培養技術についてです。体外受精や顕微授精において培養士の役割は非常に大きく、培養技術の差がその後の結果を大きく左右します。しかし、残念ながら外から見ているだけでは、そのクリニックの培養技術の良し悪しはわかりません。

今後、第三者機関によってクリニックや胚培養士の技量が評価され、それがクリニック選びの指標になればよいのですが……現時点では、そこは口コミ頼りなのが現状です。

転院は決して珍しいことではない

クリニック選びのポイントをいくつかご紹介しましたが、最初のクリニック選びが必ずしもうまくいくとは限りません。**実際に私が実施したアンケート結果でも62・9%の人が転院を経験しています**し、転院までいかなくとも16%の人が、一度は転院、もしくはセカンドオピニオンを検討しています。通院してみて初めてわかることもあります。周りの口コミやアドバイスから、選んだクリニックが自分にはあわなかった……ということもあるでしょう。また治療を進めていくと、今まで知らなかった新しい情報が入ってくることもあります。そんな場合は、転院も検討してください。**同じ方法を闇雲に繰り返しても、妊娠にたどり着く可能性は思ってい**

るほど高くありません。だったら新たな可能性にかけて違う方法や検査を提案してくれるクリニックに転院するのもありです。

中には検査だけであれば、転院せずに受けることが可能なクリニックもあります。地方在住で最初から都市部への転院は難しい場合でも、まずは検査だけ受けることを視野に入れて考えてみてもよいかもしれません。特に男性不妊をしっかりと診察してくれる生殖医療専門の泌尿器科医は全国にも数えるほどしかいません。地域によってはゼロなんていう地域もあります。ただ男性の場合は、女性ほど頻繁に通院が必要にならないことがほとんどですので、男性の方が遠方のクリニックでも通院しやすいかもしれません。

転院となるとどうしても難しく考えがちですが、納得のいかない不妊治療に時間やお金を費やすのであれば、納得のいくクリニックに転院することをお勧めします。最終的にどのような終わりになるかはわかりませんが、あのとき転院しておけばよかった……という後悔だけはしてほしくないといつも思っています。

ワンポイントアドバイス

通いやすさを第一優先でクリニックを選ばないで。治療方針や医師との相性、専門性や治療実績があるのかも、クリニック選びの大切なポイントです。それでも通いやすさを優先しなければならないときは転院するタイミングも考えておきましょう。

3. 会社に内緒にして一人で頑張らないで

妊娠はプライベートなことで、あまり他人にあれこれ言われたくない分野です。それが不妊治療となればなおさらです。実際に、周りには知られたくないと誰にも打ち明けず一人で、何とか仕事をやりくりしながら、頑張っている人も少なくありません。しかし、一人で頑張っていてはいつか限界がきてしまいます。今は少しずつですが制度もでき始めてきています。一人で悩まず、まずは相談できる誰かを見つけましょう。

別の疾患名を伝えて通院することはお勧めしません

「会社に不妊治療のことが伝えづらければ、婦人科疾患と会社には伝えましょう」というアドバイスをネットコラムで見かけたことがあるのですが、病名を偽って伝えることはお勧めしません。

そもそも婦人科疾患は不妊治療ほど頻繁に通院の必要もありませんし、ある程度予定を立てながら通院が可能です。不妊治療の通院の悩みは、生理によって突然通院が決まること、そして、今日病院に行っても、また明日も行かなければならないかもしれないこと、通院は妊娠するか治療をやめるまで続き、数ヶ月程度で終わらないことです。婦人科疾患とは通院頻度も期間も全然違います。何より、会社にウソをついているという後ろめたさまでも抱えてしまうことになります。そして、そのウソはいつかバレてしまうかもしれません。その時にお互い気まずい雰囲気になるのだけは避けたいところです。

会社に通院について伝えるのであれば、ごまかさずに「不妊治療の通院のため」とはっきり伝えましょう。

実は知らないだけで、不妊治療と仕事の両立のための支援制度があるかもしれない

治療と仕事を両立させたいと思ったのであれば、まずは一人で悩まないで相談できる人を探しましょう。ただ、直属の上司に相談しにくい……という場合もあるでしょう。そのような場合は、まずは人事関連の部署や総務関連の部署でそのような相談が可能な人はいませんか？　不妊カウンセラーや不妊相談が可能な人材を雇用している企業はまだまだ少ないですが、キャリアカウンセラーや産業カウンセラー

などと契約している企業もあります。産業医が相談に乗ってくれるケースもあります。働き方の問題ですので、会社と契約している社労士に相談が可能な場合があるかもしれません。実は知らないだけで、使える休暇制度や休職制度があるかもしれません。

また、不妊治療と仕事の両立支援を国が働きかけ始めていますから、もしかしたら、相談をきっかけに、不妊治療と仕事の両立支援に向けて動き出す企業もあるかもしれません。以前、不妊治療と仕事の両立の問題についてお話したところ、「今のところ制度としてはないが、相談されたら柔軟に対応していくつもりです」そんなふうに答えてくださった社長さんもいました。

相談時は情報をそろえて説明しよう

ある程度認知が広がった不妊治療ですが、私たち当事者が思っているほど、不妊治療の内容そのものに詳しい人はそこまでいません。当事者は自身が思っている以上に、この分野に詳しくなっていることがあります。「周りもこれぐらいは知っているだろう……」という認識で話をしてしまうと、相手に全く伝わっていないなんてこともあります。実際に不妊治療を経験していない人は人工授精と体外受精の違いがわからない、体外受精は1回すれば誰もが妊娠できると思っている場合もあります。

だからこそ少し大変かもしれませんが、**簡単な資料をそろえて、今現在自分が何に困っているのか？　仕事を続けるにはどうしたいのかを自分の中できちんとまとめて相談に行くとよいでしょう。**そんな時に便利なのが、厚生労働省で作成した不妊治療連絡カードとそのリーフレットです。（＊4）また、いざとなると何を話してよいかわからなくなる人は、伝えたい内容を箇条書きにして準備しておくと少しは落ち着いて話せるのではないかと思います。感情で訴えても会社はなかなか動いてくれません。冷静にわかりやすく伝えられるように準備しておきましょう。

＊4　不妊治療連絡カードとそのリーフレット（厚生労働省ホームページより）
https://www.mhlw.go.jp/bunya/koyoukintou/pamphlet/dl/30a.pdf
https://www.mhlw.go.jp/bunya/koyoukintou/pamphlet/dl/30b.pdf

4．治療のやめ時も考えておきましょう

「これから治療を始めるのに、やめ時？」と思われる方もいるかもしれませんが、治療を始める前に、やめ時まではいかなくてもいったん立ち止まり、今後を考える区切りとなるタイミングをいつにするのかを考えておくことは必要です。

会社に不妊治療と仕事の両立の相談をするときにも、一つの目安期間を伝えておきましょう。妊娠できるまでサポートしてほしいという思いもわかりますが、会社としても先の見えないサポートはしにくいもの。目安の期間を伝えておくことは大切です。

治療のやめ時を考える指標

治療のやめ時を考える指標としては。**治療期間や回数、年齢、治療費用**があります。ない袖は振れませんから、治療費の工面が難しくなればいったん立ち止まるし

かありません。それ以外にも、例えば治療期間が2年過ぎたら、いったん今後について二人で話し合うなどの決め方もありますし、40歳の誕生日を一つの区切りにするという考え方もあります。

ただ、**終わりを5年後、10年後に設定してしまうと息切れを起こしてしまう可能性もありますから、2年から3年を一つの区切りに考えていくこと**をお勧めしています。

なぜ最初に治療のやめ時を考えるのか?

ほとんどの人がクリニックに行けば妊娠できるだろう、人工授精にステップアップすれば妊娠できるはず……体外受精にステップアップさえすれば……と考えています。やめ時を考えて始める人はそうは多くありません。でも、そのうち「次こそは、次こそは……」とやめ時がわからなくなり、出口の見えないトンネルに迷い込んでしまっている人も少なくありません。最初は不妊治療と仕事を両立しながら進めていたのに、いつのまにか治療にどっぷりとはまり込んでしまい、結果的に仕事を諦めてしまうなんて場合もあります。だからこそ、冷静なスタート段階の時に、治療のやめ時や立ち止まるタイミングを決めておいてほしいのです。

5. 必要以上に自然妊娠にこだわらない

インターネット上には妊活商品を売るための情報があちこちにあふれかえっています。これらの商品すべてがダメだとは思いませんが、**あくまでも補助的**なものです。温活もデトックスも体質改善も妊活における根拠は確かではありません。それでもまだ不妊治療と併用しながらそれらに取り組んでいるのであればよいのですが、体質改善すれば、自然妊娠できるとばかりにそれらに必死になり、貴重な時間を費やしてしまっている人もいます。

また、それらの商品の中には非常に高額な商品やサービスもあります。１か月数万円から、半年で50万円以上なんて商品もあるのです。それでも体外受精を行うよりは安いと言葉巧みに乗せられたなんて話を伺うこともあります。温活、デトックス、体質改善……根拠がないばかりか、**これらに時間を費やしている間にも、卵子は老化し、妊娠率はどんどん低下していきます。**残念ながら「**〇〇すれば誰でも自然妊娠できる」なんていう魔法の方法は存在しません。**少しでも妊娠しやすくなるために、様々なことを模索することは決してダメではありませんが、同時に検査や治療も進めていってください。自然妊娠にこだわりすぎることが、結果妊娠を遠ざけることもあるのです。

そして不妊治療を一方的に否定し、自然妊娠を必要以上に推奨する商品や情報には手を出さないのもインターネットやSNSをうまく活用するポイントの一つだと思います。

6．日常生活で気をつけるのはこの5つだけ

健康的な生活を送れば、生活習慣を改善すれば、食事を見直せば……妊娠するというほど妊活は単純なものではありません。オーガニックや無農薬など食べ物にこだわり、妊活によいと言われるものは取り入れ、いつも温活を意識している……そんな生活をしていてもなかなか妊娠できない人はいます。妊娠を望んでいるからといって何か特別なことをしなければならないわけではありません。

でもあえて何に気をつけたらいいのか？　と言われたら次の5つを意識してみてください。

・やせすぎ、太りすぎに注意しましょう
・生理痛がひどいとき、生理周期が乱れているときは婦人科を受診しましょう
・食事は3食、バランスよく食べよう
・適度に身体を動かし、しっかりと睡眠時間を確保しよう

・葉酸をしっかりと摂取しよう

この中で少し意識してほしいのが、ＢＭＩの値と生理の不調です。アメリカでの女性看護師を対象にした疫学調査（The Nurses' Health Study Ⅱ）では、**不妊症のリスクが低くなるＢＭＩの値は20～24であり、最も理想的なＢＭＩは21**と言われています。最近は簡単にＢＭＩが計算できるサイトがありますので、一度自分のＢＭＩを計算してみましょう。ＢＭＩが高すぎたり、低すぎる場合は、食事や運動量を見直してみてください。また、ＢＭＩ27以上で排卵障害が起こりやすいと言われていますので、ＢＭＩが27以上の場合は、まずはＢＭＩ27以下を目標にダイエットをしましょう。逆にＢＭＩ18・5以下のやせすぎも排卵が止まる場合もあるので注意が必要です。そして第3章の最初でも触れましたが、生理の不調は不妊の原因となる場合があります。生理の不調は放置しないで、早めに病院を受診しましょう。

こうやってみてみると、**実は妊活や不妊治療中だからといって特別に何かしなけ**

ればならないことはないということに気づいてもらえるかと思います。**ただし、妊活や治療中の女性や妊娠中の女性は胎児の神経管閉鎖障害の発症リスク低減のために、葉酸を1日400μg（マイクログラム）摂取**するように心がけましょう。この場合、日常の食品からの摂取にプラスして、サプリメント等からプテロイルモノグルタミン酸として葉酸を摂取することが推奨されています。

7. ストレスとうまく付き合う

妊活中のストレスはゼロにはできません。妊娠できないことは決して誰かが悪いわけではありません。それでも多くの女性は自分に原因があるのではないかと、自分を責めてしまいがちです。周りの妊娠に卑屈になったり、子どもの写真付きの年賀状がストレスになる人もいるでしょう。そして、ストレスになることに嫌悪感を覚え、さらにストレスを感じるという悪循環に陥ってしまっている人もいます。**妊**

活や治療中はストレスになるものとは距離を置きましょう。無理に頑張って付き合う必要はありません。

ストレス解消よりストレスから距離を置く

妊活や治療中はストレス解消方法をみつけておきましょう、という話を耳にすることもあるかもしれません。もちろん、何かストレス解消方法があればそれをうまく取り入れてストレスを解消することも大切です。でも、ストレス解消できる何かなんてない……という人もいます。無理に探すこと、無理に何かを始めることがストレスになる場合もあります。そんな場合は、無理にストレス解消方法を見つけるのではなく、できる限りストレスとなるものを自分から遠ざけて過ごすことも一つの方法です。

気になることは、すぐにネットやSNSで調べてしまうという人もいるかもしれませんが、**妊活中は、ネットやSNSに触れない日を作ることも大切です。**余計な情報を入れずに、のんびりと外で過ごしたり、家で1日中好きなＤＶＤなどを見てゆっくりと過ごすのもいいかもしれません。

ストレス解消方法を模索するのではなく、ストレスから距離をとりながらうまく付き合う方法を探すのも一つの方法です。

妊活コミュニティとはほどよい距離間で付き合う

1章でも少し触れましたが、妊活コミュニティは、他では話せない治療の悩みを打ち明けたり、クリニック情報を仕入れたりと心強い存在です。しかし、時にして妊活コミュニティがストレスの原因になることもあります。コミュニティ内の仲間がすべて妊娠すればいいのですが、そうとは限りません。後から入ってきたコミュニティメンバーの妊娠に、もやもやすることもあるでしょう。もしかしたら悔しい思いを感じることもあるかもしれません。中にはよかれと思って根拠のないアドバイスをしてくる人もいるかもしれません。根拠の乏しい商品を勧められることも残念ながらあるでしょう。勧められる商品やアドバイスを無下にはできないと心を悩ますぐらいなら、最初から深入りしないのが一番です。妊活中は孤独になり、同じような悩みを持った仲間を求めがちですが、**ほどよい距離感をもって付き合うことがストレスを増やさないポイントです。**

また、**コミュニティ内でやり取りされる情報や口コミが必ずしも正しいとは限りません。**コミュニティ内に専門家がいることは稀《まれ》です。コミュニティ内の情報に振り回されないようにすることも大切です。

キャリアも不妊治療もあきらめないで

不妊治療退職は本人にとってもできるだけ避けたい選択肢ですが、会社にとっても社会にとっても大きな損失です。ようやくその状況に社会が気づき始め、不妊治療と仕事の両立について国が取り組み始めようとしています。とはいえ、形になるのはもう少し先になるでしょう。それまでは何とか自分たちで、治療と仕事を両立する方法を模索していくしかありません。仕事を続けたい、今まで築き上げてきたキャリアを失いたくないという思いがあるのであれば諦めないでください。時には、「もうどうでもいい……」と思いたくなる時があるかもしれません。そんな時こそ、不妊治療退職をするメリットとデメリットを書き出し、冷静に考えてみてください。

そして、**妊活も不妊治療も、できる限り最短距離を選ぶこと**が、キャリアも治療もあきらめないですむポイントなのではないかと思うのです。

第4章

こんな時どうしたらいい？
妊活・不妊治療のお悩み相談

不妊治療退職を経験し、不妊カウンセラーとして活動していると、個別相談以外でもさまざまなご質問をお伺いすることがあります。

基本的には個別相談内でしかご相談はお受けしていないのですが、ここではそんなよくあるご質問の中から、誰にでも共通してお答えできる内容をいくつかご紹介したいと思います（個人情報が特定されないように、一部編集しています）。

Q1．治療と仕事の両立に悩んでいます。仕事を辞めたほうが妊娠しやすいですか？

こちらのご相談は本当に多く、よく聞かれる質問の一つです。最初に確認したいのが、なぜ仕事を辞めた方が妊娠しやすいと思うかという点です。

まずは、この本のテーマの一つでもある「不妊治療と仕事の両立」の問題があります。休暇・休職制度が整っていなかったり、治療の通院のための時間がなかなか作れない……そんな場合は、退職を選択せざるをえないこともあります。でもそんな場合でも、まずは会社と掛け合ってみてください。もしかしたら、それをきっかけに休職制度や通院のための休暇制度や時短制度が作られるかもしれません。

案外、「社内には悩んでいる人はいない」と勝手に思い込んでいる企業も少なくありません。「相談されないからそのような制度を作ってない、相談されたら制度構築も考えている」と言われる企業もあります。一人で結論を出してしまう前に、一度会社に相談してみてください。

ただこのような相談の場合、治療と仕事の両立の問題ではなく、周りから「仕事を辞めたら妊娠できるんじゃない？」と言われて悩んでいる人もいます。実際、私自身もそのような言葉をかけられた一人です。「仕事ばかりしているから妊娠できないんだよ……」と。正直余計なお世話なんですけどね。

確かに働き方によっては見直した方がいい場合もあります。睡眠時間も食事の時間も休憩時間もまともに取れないような、いわゆるブラック企業なんていう会社で働いているのであれば、それは妊娠だけに限らず、将来の健康を見据えても、一度見直すタイミングかもしれません。

でも、ほとんどのご相談の方はそうではありません。仕事は少し忙しいかもしれないけど、休みもあるし、そんなに残業もせずに帰宅もできる。何より今の仕事が好きだし、やりがいを感じている。少し大変でも、出産後も働きたいと考えている……そんな人がほとんどです。

仕事を辞めたからと言って必ずしも妊娠するわけではありません。仕事を辞めても妊娠できない、子どもを授かれない人生だってあるのです。だからこそ、仕事を続けるかやめるかは、冷静になって考えてほしいと思います。

仕事を辞めるか続けるかどうかは第3章でもお伝えしたように、まずはメリット・デメリットを書き出してみましょう。仕事を辞めることのメリット・デメリット。仕事を続けることのメリット・デメリット。書き出すことで、自分の状況を冷静に分析することができます。
これを書き出してもらうと、多くの方は治療と仕事が両立できるようにもう少し頑張ってみます、と言われることがほとんどです。

もちろん、仕事の種類や会社の考え方によっては、望んでも治療をしながら仕事を続けることが難しい職種もあります。でも、可能なら仕事を続ける方法を模索してほしいと思います。何より、いったん仕事を退職してしまうと、同じ職種に同じ条件で再就職するのは今の日本ではまだまだ難しいのが現状です。

Q2．夫が協力的ではありません。どうしたらいいですか？

「夫が治療に協力的ではない」というのは本当によく聞く話です。年齢にもよりますが、妊活を始めて半年から1年経過しているのであれば、一度クリニックで検査を受けることをお勧めします。

本来であれば、パートナーも一緒に検査を受けてほしいのですが、パートナーを説得している間にも時間ばかりが過ぎ去り、焦りも積もってくると思いますので、まずは女性の検査を先に進めましょう。

女性の検査は、タイミングによっては2周期、3周期かかる場合もあります。都心の場合は初診予約までに時間がかかることもありますので、まずはクリニックを予約して受診しましょう。

そして、その間に一度パートナーと今後のことについて、しっかりと話し合う必要があります。

男性が治療にあまり協力的ではない場合、いくつかのパターンが考えられます。

①「治療なんてしなくてもそのうち授かるだろう」という知識や情報が不足しているタイプ

②自分が検査に行きたくなくてのらりくらりかわしているタイプ
③不妊治療を不自然なものと捉えて抵抗があるタイプ
④治療をしてまで子どもを望んでいないタイプ

最初に確認してほしいのが、本当に子どもを望んでいるのかどうかという点です。中には、④のタイプのように、自然に授かれば欲しいけど、そこまで子どもは望んでいないという人もいます。本当のことを話すと、気まずくなりそうで言えなかった……という話も聞きます。このような場合、2人の望む方向が違うため、お互いが納得いくまでしっかりと話し合う必要があります。ここでどちらかの意見にずるずると流されてしまうことはお勧めしません。ただし、男性には「**今が一番妊娠率が高く、3年、5年後にやっぱり治療をしようといっても授からない可能性もある**」ということをきちんと伝えて考えてもらってください。何年か後になってやっぱり……といっても時間は巻き戻せません。

①のタイプの場合は、まずは妊娠や不妊に関する正しい知識を得てもらうのが先決です。妊娠率は年齢とともに低下していきますが、どれぐらい低下していくかの知識を持っている男性はあまり多くないのではないかと感じています。

こちらは海外のデータ（M.Sara Rosenthal.The Fertility Sourcebook.Third Edition より）ですが、1年間避妊しないで性生活をした場合の年代別妊娠率は以下のように報告されています。

20歳～24歳　86％
25歳～29歳　78％
30歳～34歳　63％
35歳～39歳　52％
40歳～44歳　36％
45歳～49歳　5％
50歳以上　0％

健康なカップルが1年間避妊せずに性交渉を行った場合、8割の人が1年間で妊娠するというのは20代の話なのです。35歳以上になるとこの妊娠率は50%程度まで下がってしまいます。**男性には数値を見せながら説明してみるのも一つの方法です。**

②のタイプの場合も、まずは数値で妊娠率の低下を説明しながら検査を促してみましょう。ただ、②のタイプの場合は、「検査結果が悪かったらどうしよう……」と結果を知るのが怖くて、病院の受診を拒んでいる人もいます。また、通院のために仕事の調整をすることやクリニックに足を踏み入れることを躊躇する人もいます。検査自体は自宅で採取したものを持ち込むことも可能ですし、地域によっては男性不妊検査をしている泌尿器科もあります。抵抗なく通える、検査できる環境を一緒に模索してみるのも一つです。ただ、**やはり不妊治療は夫婦で行うものですので、**その点はしっかりと意識を持ってほしいと思うのが女性側の意見ですが……。

③のタイプの場合は、まずは不妊治療について正しい情報から説明する必要があります。不妊治療＝人工的なものと敬遠されている方も少なくありません。また、パートナーの身体に排卵誘発剤などの薬を使用することに関して不安を感じられている方もいます。言い方を変えれば、それだけパートナーの身体を心配してのことですので、きちんと説明すれば納得してもらえる場合がほとんどです。

まずは、不妊治療の何に抵抗があるのかを確認しましょう。

体外受精そのものは決して最近の技術ではなく、40年以上前から世界で行われている治療方法です。不妊治療をあまり知らないと、すごく特別な治療と思われがちですが、決してそうではありません。そのようなことも踏まえて、お二人でしっかりと話し合ってみてください。最近はオンライン等で夫婦で参加できる妊活セミナーなども開催されていますので、そちらを一緒に視聴してみるのも一つの方法かと思います。

本来であれば、そのような情報や知識を得る場所がもっと手軽に手に入る環境にあるのが理想なのでしょうけど……。

Q3．妊娠したいなら体質改善だよとサプリメントを勧められました。飲んだ方がいいですか？

サプリメントに関しては、唯一、葉酸だけは妊娠を考えたタイミングから積極的に摂取するように厚生労働省から推奨されていますが、それ以外のサプリメントに関しては自己判断になります。

サプリメントそのものを摂取することは問題ありませんが、絶対にサプリメントは飲まないといけないものではありません。**あくまでもサプリメントは健康補助食品であり、食事で足りない栄養素を補うものであって、過度な効果を期待できるものではありません。**

葉酸はぜひとっていただきたいですが、それ以外の成分に関しては不足が気になる成分などがあれば一緒にとってみてはいかがでしょうか？

最近は、妊活とサプリメントの関連の研究も進み、さまざまなサプリメントが販売されています。すべてのサプリメントを摂取するのではなく、目的にあわせて飲み分けてみてください。

ただ、1か月分で3万円以上するサプリメントが売られていたりもします。そのサプリメントに毎月3万円も費やすかどうかはしっかりと考えてほしいところです。

体質改善やデトックスという言葉は、妊活ビジネスやサプリメントの販売でよく聞かれる言葉ですが、「何をもって体質改善というのか」、「デトックスの定義は何なのか」、と非常にあいまいな言葉です。このような言葉に振り回されて、不妊治療から遠ざかってしまっては本末転倒です。

不妊治療は体外受精まで進むと高額な費用が必要になります。そのため、ステップアップ前に何かできることはないか？　と探したくなる気持ちは痛いほどわかります。実際に私自身も治療をしている頃は、ひたすらパソコンで何か画期的なものはないのか？　とばかりに検索をしていました。しかし、結局そのようなものは見つかりませんでしたし、今も見つかっていません。

そうやって治療以外の方法を探して、あれこれと試している間にもどんどん年齢は過ぎていきます。**妊活に何か取り入れるにしても、それは治療と同時並行で進めていくことをお勧めします。**

Q4. 乳製品や動物性脂肪はよくないと聞きましたが、食べないほうがいいですか？

妊活のお悩み相談で多いのが、食事を見直せば妊娠するのではないか？ というご相談です。「妊娠するために何を食べたらいいですか？」という質問もよくいただきますし、今回のように「食べたらダメな食品はありますか？」という質問もよくいただきます。

食事に関しては何度か書いてきていますが、大切なのはバランスよく食べることです。あれがいい、これはダメ、としていると気がつくとかなり偏った食事になってしまっていることがあります。そのうえ、いろいろと気にしすぎて好きなものが食べられなくてそれがかえってストレスになってしまっている人もいます。

油でいえば確かに、「飽和脂肪酸やオメガ6系のとりすぎはよくなく、オメガ3系を積極的にとった方がよい」という話を聞くことがあります。ちなみに飽和脂肪酸が多く含まれる食品が肉類やバター・ラード、オメガ6系が多く含まれる食品が植物油脂や加工食品、オメガ3系が多く含まれる食品がイワシやサバ、サンマなどの青魚やエゴマ油などです。動物性脂肪や乳製品は飽和脂肪酸を多く含む食品になります。

これらの食品をパッとみてみるとどうでしょうか？　確かに私たちは無意識のうちに飽和脂肪酸やオメガ6系が含まれる食品を食べているかもしれません。反対に、オメガ3系の食品は意識して食べないと不足しがちな食品なのかもしれません。そういう意味では、少し意識して食卓に並ぶお肉や加工食品を青魚に変えていくのは、妊活だけではなく健康のためにもいいかもしれません。また飽和脂肪酸の取りすぎは排卵に影響を及ぼすという研究結果もありますので、排卵障害のある方などは少し食べる量に注意してみてはどうでしょうか？

しかし、食べ物を見直したからといって必ず妊娠するわけではありません。あまり食事に気を使っていなくても妊娠する方は妊娠します。また食べる物にこだわりすぎて痩せすぎたり、栄養不足になっては本末転倒です。実際に食事改善にはまりすぎて、動物性蛋白や動物性脂肪を除去していったら、何を食べたらいいのかわからなくなってしまい、気づけばＢＭＩが16台まで痩せてしまっていたという方もいらっしゃいました。ここまで体重が減ると、排卵が止まってしまう可能性もあり、妊活にとっては逆効果です。ＢＭＩが25を超えている場合は、少し食べる物を見直すことも必要になってきますが、そうでない場合は、そこまで神経質にならずにバランスよく食べることを心がけてみましょう。後は、ネットで「妊活・食事」と調べると、本当に玉石混交、さまざまな情報が出てくるので注意が必要です。**偏食や食べ過ぎはよくありませんが、基本食べたらダメなものなんてありません。まずは3食バランスよく、美味しく、ストレスを感じないように食事を楽しんでみてください。**

Q5．漢方や鍼灸《しんきゅう》を妊活に取り入れたいのですが、どうなのでしょうか？

妊活や治療中は、何かできることはないかと多くの方がさまざまなものを探されます。私自身も、クリニックに通う以外に何かないかと調べては試していた一人です。妊活や不妊治療で調べていると、鍼灸や漢方にたどりつかれる方は一定数いらっしゃるように感じます。最近はクリニックと提携している漢方薬局や鍼灸院も増えてきていますし、生殖医療分野での研究も進んできていますので、気になる方は取り入れていかれたらいいのではないかといつもお伝えしています。

ただ、鍼灸院や漢方薬局を選ぶ際に注意してほしい点があります。

まず1つ目は、**「不妊治療」の知識がある鍼灸院や漢方薬局を選ぶこと**です。鍼灸や漢方にも店舗ごとに得意とされている分野があるようですので、「不妊治療」の知識がある、鍼灸院や漢方薬局を選びましょう。「妊活」ではなくて「不妊治療」です。そして2つ目は、**「不妊治療」を否定しない鍼灸院や漢方薬局を選ぶ**ようにしてください。3つ目は、**極端に自然派に傾倒している鍼灸院や漢方薬局に注意することです。**

鍼灸院や漢方薬局の中には、自然妊娠を推奨して体質改善を勧めてくるところも一定数あります。もちろん、それが不妊治療と並行して行われているのであれば、問題ありません。しかし、残念ながら中には「不妊治療」を否定し、クリニックに行く前にまずは体質改善をしてからと通院を否定されるところもあります。実際に過去には「クリニックに行くのをやめなさいと言われたのですが、どうしたらいいですか？」というご相談を受けたこともあります。鍼灸や漢方は身体の状態を整えていくのを得意としています。しかし、身体を整えただけでは妊娠に至らないこともあります。そこには不妊治療の力が必要となる場合もあるのです。妊活だけではなく「不妊治療」の知識まで持っている鍼灸院や漢方薬局であれば、不妊治療の進捗にあわせながら、そのときそのときに、必要な施術や漢方の処方をしてくれます。でも、不妊治療の知識を持ち合わせていないだけではなく、治療そのものに否定的だったり、必要以上の自然押しの場合、逆に迷ってしまうだけになりかねません。中には、不妊治療はいったんストップするように言われて、高額な商品を購入させられた……という話もあります。早く妊娠したくて行ったはずなのに、逆に時間を無駄に費やしてしまうなんてことにも……

鍼灸院や漢方薬局の多くは、妊娠で悩む人に真摯《しんし》に向き合い、1日も早く結果が出るようにサポートしてくれているところがほとんどです。しかし、まれに独自路線を邁進する鍼灸院や漢方薬局もありますので注意が必要です。そしてなぜか、そういうところの方がSNS等で目立っていたりして、目に飛び込んできやすかったりします。

鍼灸院や漢方薬局を選ぶ際は「**不妊治療の知識を持っていること**」、「**不妊治療を否定しないこと**」、「**必要以上の自然押しではないこと**」この3つをまずは確認してみることをお勧めします。

よくいただく質問の中から代表的なものを5つご紹介させていただきました。これ以外にもクリニック選びや転院のご相談、治療のステップアップの相談や治療のやめ時の相談、クリニックを受診するタイミングなど、多くの方に共通するご相談をたびたびいただきます。中には「占いやスピリチュアルの人に、まだあきらめるのは早い……と言われたのですが、どう思いますか？」と、40代後半の方からご相談をいただくこともあります。

そしてご相談者の多くの方が共通して言われる言葉があります。「ネットで色々と調べてはみたのですが……」と。**ネットの情報は玉石混交です。**しかし、妊活・不妊分野はなかなか周りに気軽に相談することができません。そのため、どうしても第一選択肢がネットになりがちです。ここで情報を見極める力があればよいのですがそうでないと、違う方向に進んだり、一人でぐるぐると迷宮入りしてしまい、結果的に妊娠まで遠回りしてしまうことにもなりかねません。

とんでもない情報があふれる、妊活・不妊分野だからこそ誰に相談するか、どこから情報を仕入れるかもとても大切になってきます。一番はやはり不妊専門の医師やカウンセラーに相談することですが……クリニックも医師の方針一つで考え方が全く違うので難しいところです。

最近は各都道府県の不妊相談センターも少しずつ力を入れ始めているように感じますので、そういう場を利用するのも一つの方法だと思います。

今は、**アンテナを張り巡らし、情報を取捨選択しながら自分にあった妊活・不妊治療の進め方を模索していくのが、結果的に妊娠への近道につながるのではないかなと感じています。**

そして何よりも、1日も早く当事者自身が右往左往しながら情報を集めなくてもいいような社会になることを願うばかりです。

おわりに

このたびは、「あきらめない妊活」を最後まで読んでいただき、ありがとうございました。２０１１年に不妊治療退職を経験し、同じ思いをする人を一人でも減らしたい、自分の体験や思いを言葉にして伝えたい、いつか不妊治療と仕事の両立をテーマに本を出版したいと自分の中でずっと思い描いてきました。

この本を企画したのが２０１９年の9月でした。あれから1年以上が経過しました。あの時は、まさかこのような感染症に世界中が見舞われるとは思ってもいませんでした。妊活、不妊治療に関する当事者アンケートも終了し、この原稿を本格的に仕上げていこうと思っていた頃から、新型コロナウイルスのニュースを頻繁に目にするようになりました。とはいえ当時は、これだけ長期化するなんて思ってもいませんでした。２００９年の新型インフルエンザのように、そのうち収束するだろうくらいに考えていました。しかしながら3月に入り状況は一変。学校の休校からはじまり、イベント類の自粛、通勤からテレワークへの転換、外出自粛要請、そして緊急事態宣言へと進んでいきました。そんな状況下でしたから、２０１９年の終わりごろから進み始めていた不妊治療に関するさまざまな取り組みは後回しになってしまうのではないかと、ハラハラしながら状況を見守っていたのを今でも覚えています。

この本を1冊書いて改めて思うのは、高額な治療費を支払い、莫大な時間も費やすのに当事者が自ら考えて判断して動かなければいけない今の不妊事情は異常だということです。多種多様な考え方を持つクリニックが乱立し、クリニックの選び方一つでその後を大きく左右されます。そしてそれらはすべて「個人の自己責任」という言葉で片付けられてしまいます。仕事か妊娠かの二者択一を迫られる女性もまだまだ少なくありません。仕事を続けながら治療が続けられる企業はまだほんのごく一部です。地方になるとさらにこの問題は顕著になります。仕事帰りに通えるクリニックがほとんどない地域もあります。

ようやくこれらの問題も取り上げられるようになってきました。この不妊治療を取り巻く社会環境は改善しなければならない課題が山積みです。しかし、その改革を待っていられないカップルもたくさんいます。今はその課題が山積した不妊治療環境の中で治療を続けていくしかありません。

10年前、私が治療をしていたころに比べると、不妊支援は確実に広がり始めています。当事者の声が社会を動かし始めているのを強く感じます。確かに当事者として声をあげるのは勇気がいります。でも、声をあげずに後悔するのであれば、「自分たちを取り巻く環境は自分たちで変える……」そんな気持ちでキャリアも不妊治療もあきらめずに前に進んでいただけたらと願っています。この本が、そんな方の少しでも力になれれば幸いです。

この本を購入くださったあなたへ

読者限定　「妊活・不妊治療個別相談」割引券　先着50名様

□もう少し踏み込んで相談したい
□もっと詳しく話が聞きたい
□誰にも相談できずに悩んでいるので話を聞いてほしい
そんな方限定で　「妊活・不妊治療個別相談　120分又は180分」の割引券（2000円分）を先着50名様にプレゼントします。

個別相談はzoomで行いますので、遠方の方でもご相談可能です。
個別相談の詳細は下のQRコードもしくはアドレスからHPをご確認ください。

割引特典の利用方法
・お申込みページの最後の空欄に「0528」と入力
・その後こちらから連絡しますメールの返信に本書の表紙写真か購入レシートの写真をお送りください。

アドレス
https://woman-lifestage-support.com/counseling/

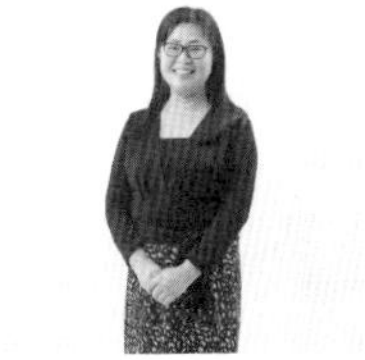

笛吹和代 うすいかずよ

臨床検査技師　不妊カウンセリング学会認定不妊カウンセラー

2011年不妊治療と仕事の両立に悩み前職を退職。

翌年男児を出産。

2015年妊活や不妊治療に悩む人をサポートしたいと個人事業主として起業する。

2016年より不妊カウンセリング学会で学び、2017年に認定不妊カウンセラーの試験に合格。2018年より学会認定の不妊カウンセラーとして活動を始める。

セミナー登壇、個別相談、妊活や不妊に関するコラム執筆などを行う。

2018年には大阪で100人規模の妊活イベントも主催。

セミナー、イベント、個別相談を通して妊活や不妊治療に悩む人、500名以上に相談・アドバイスを行ってきた。2018年からはサプリメントメーカの相談窓口を担当。また小学館のSuits-womanでコラム「働きながら妊活しましょ」を掲載。掲載本数は100本を超える。

2020年からは「婦人科ラボ」メンバーとして、コラム執筆やウェビナーに登壇している。

妊活や不妊治療で悩んでいる人に、少しでも正しい情報と迷わずに妊活や不妊治療を進める方法を届けたいと活動中。

趣味は旅行と温泉巡りとダイビング。ダイビングは100本手前で停滞中。最近は城巡りや神社仏閣巡りにもはまっている。

ホームページやツイッターでも妊活や不妊治療に関するお役立ち情報を発信中
ホームページ：https://woman-lifestage-support.com/　（笛吹和代で検索）
Twitter：https://twitter.com/wlsskazuyo

あきらめない妊活《にんかつ》
キャリアと不《ふ》妊治療《にんちりょう》を両立《りょうりつ》させる方法《ほうほう》

2021年 2 月22日　初版第1刷

著　者　笛吹和代

発行人　松崎義行

発　行　みらいパブリッシング

〒166-0003 東京都杉並区高円寺南4-26-12 福丸ビル6F
TEL 03-5913-8611　FAX 03-5913-8011
https://miraipub.jp　MAIL info@miraipub.jp

企　画　田中英子

編　集　岡田淑永

ブックデザイン　洪十六

発　売　星雲社（共同出版社・流通責任出版社）

〒112-0005 東京都文京区水道1-3-30
TEL 03-3868-3275　FAX 03-3868-6588

印刷・製本　株式会社上野印刷所

ISBN978-4-434-28596-7 C0036